Autogenes Training zum Einschlafen für Kinder

Mit den schönsten Traumreisen sanft und behutsam einschlafen und ruhig durchschlafen

Lorena Kibitz

WirmachenDruck.de
Sie sparen, wir drucken!

Email: info@edition-lunerion.de
www.edition-lunerion.de

Psiana eCom UG
Berumer Str. 44
26844 Jemgum

INHALTSVERZEICHNIS

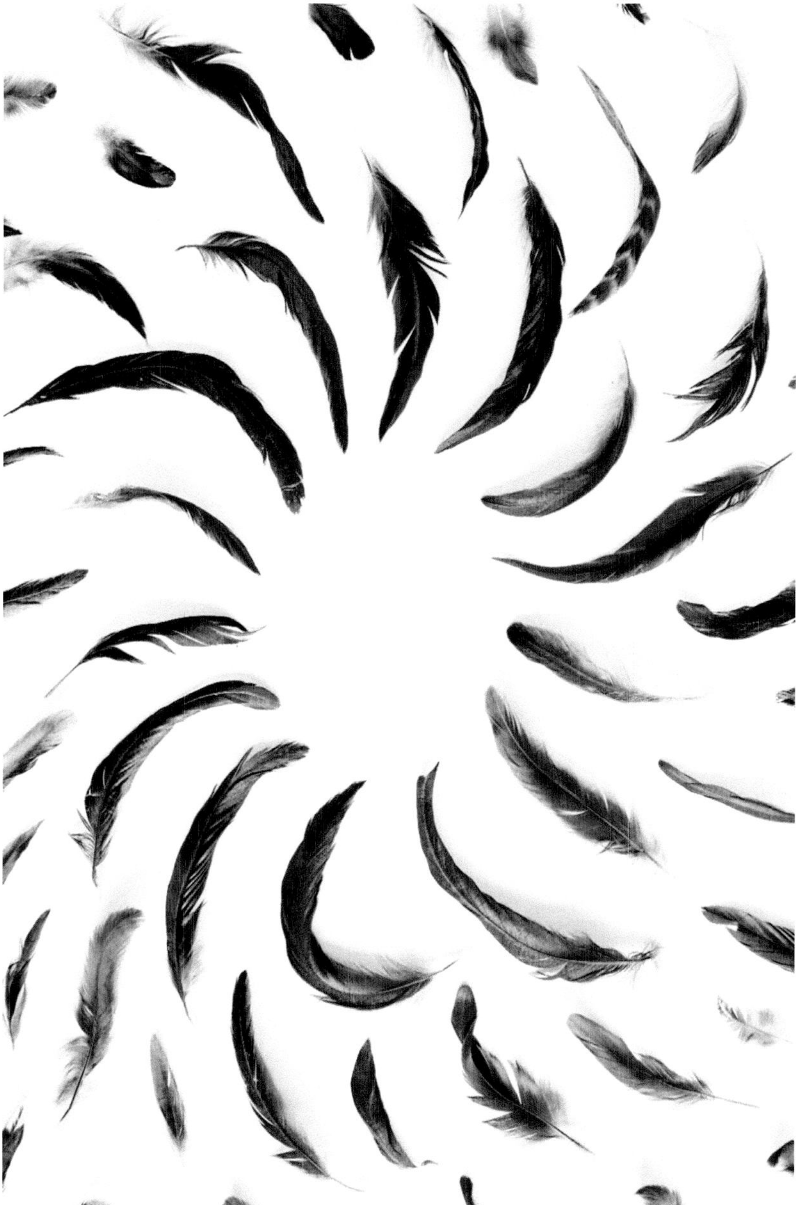

In der Ruhe ...

Um zu verstehen, wie sehr wir in der Lage sind, mit der Kraft unserer Gedanken unseren Körper zu beeinflussen, bitte ich Sie, eine kurze Übung durchzuführen. Stellen Sie sich hin und versuchen Sie, mit den Händen Ihre Füße zu berühren, ohne dabei in die Knie zu gehen. Wenn Sie zu dem sehr geringen, gelenkigen Teil der Erwachsenen zählen, der diese Übung spontan schafft – herzlichen Glückwunsch! Sie haben sich Ihre Jugend eindeutig bewahrt. In diesem Fall müssen Sie auf meine Worte vertrauen, ohne das eindrückliche Beispiel, welches den restlichen Hörern bevorsteht.

Sollten Sie Ihre Füße nicht berührt haben, merken Sie sich die Stelle, bis zu welcher Sie bisher gekommen sind. Die gleiche Übung führen Sie nun ein zweites Mal durch, aber dieses Mal schließen Sie vorher die Augen. Denken Sie ganz fest daran, dass Sie es jetzt schaffen werden.

„Ich werde jetzt meine Füße mit den Händen berühren! Ich kann das! Ich bin so gelenkig, dass meine Hände auf jeden Fall meine Füße berühren! Ich schaffe das!" Wenn Sie solche und ähnliche Gedanken überzeugt gedacht haben, führen Sie die Übung erneut durch.

Mit großer Wahrscheinlichkeit haben Sie dieses Mal entweder Ihre Füße berührt oder aber Sie sind deutlich weiter nach unten gekommen als beim letzten Mal.

Doch warum sprechen wir überhaupt über die Fähigkeit, unseren Körper mithilfe unserer Gedanken zu beeinflussen? Ganz einfach: Weil diese Fähigkeit schon unseren Kindern Türen öffnet! Sie lässt sie aus der Welt der Anspannung und Schnelllebigkeit in eine Welt eintreten, die ihnen den Gegenpol der Ruhe und Entspannung schafft. Ganz egal, wie stressig die Welt um sie herum sein wird – Kinder, die im autogenen Training sind, werden in der Lage sein, sich für kurze Zeit auf ihre eigenen Ruheinseln zu beamen und ihren Akku wieder vollständig aufzuladen. Dadurch werden sie zwangsläufig gesünder, leistungsfähiger und glücklicher sein. Schließlich wissen wir alle, dass wir uns mit vollen Batterien wohler fühlen, als wenn wir immer auf Reserve laufen, nicht wahr?

Dabei legt dieses Hörbuch den Fokus auf die Praxis. Die theoretische Einleitung zum Thema Stress und eine Einführung in das Thema des autogenen Trainings sind für Sie als Elternteil gedacht. In den entsprechenden Kapiteln bekommen Sie das Handwerkszeug, um mit Ihrem Kind die Grundstufen des Trainings zu erlernen. Die Traumreisen verbinden dann Ihr erlerntes Wissen mit praktischen Elementen – völlig ohne Druck und Ängste!

Sie haben eine intensive Reise vor sich, von der nicht nur Ihr Kind, sondern auch Sie enorm profitieren werden. In diesem Moment beginnen Sie, Ihr gemeinsames Leben zu verändern. Auf dieser Reise wünsche ich Ihnen viel Freude, Entspannung, Mut und Momente, die Sie nicht vergessen werden! Lassen Sie uns also eintauchen in ein neues Leben, in dem „innere Wärme“, „angenehme Schwere“ und „tiefe Ruhe“ einziehen dürfen!

Die Sache mit dem Stress

„Ich habe Bauchweh!“, „Mein Kopf tut weh!“, „Ich habe Ohrenschmerzen!“

Möglicherweise haben Sie einen dieser Sätze bereits häufiger aus dem Mund Ihres Kindes gehört. In diesem Fall sind Sie nicht alleine! Denn in unserer heutigen, schnelllebigen Gesellschaft sind selbst Kinder häufig einer Dysbalance – einem Ungleichgewicht – zwischen Anspannung und Entspannung ausgesetzt. Schon ab dem Kindergartenalter wird ihnen beigebracht, sich an Regeln zu halten, sich in einer Gruppe einzufügen, Leistung spontan abzurufen, Fähigkeiten und Fertigkeiten zu erlernen und auszubauen – schließlich klopft die Schule bereits an die Tür, mit den Worten: „Der Ernst des Lebens geht bald los! Besser, du bist vorbereitet!“

Was ein wenig überspitzt klingt, ist jedoch keineswegs mit einem lachenden, sondern vielmehr mit zwei weinenden Augen zu betrachten. Denn Kinder haben heutzutage kaum noch die Chance, in Entspannungssituationen zu gelangen. Vielmehr müssen sie den ganzen Tag über aufmerksam sein, um den Anschluss nicht zu verpassen.

In der Grundschule werden die kleinen Rohdiamanten dann weiter geschliffen. Die kindliche Neugierde wird zugunsten des Leistungsgedankens unterdrückt, die Aufmerksamkeit ohne Ausnahme auf Unterrichtsinhalte gelenkt. Spätestens ab Ende der zweiten Klasse wird es dann richtig ernst. Schließlich stehen bald die ersten Klassenarbeiten an. Und wer bei diesen keine Bestnoten hinlegt, der wird es im Leben zu nichts bringen – das weiß doch jedes Kind.

Diese und ähnliche Gedanken werden Kindern heutzutage allzu früh eingepflanzt. Dabei ist der Leistungsgedanke nicht der einzige, der Kinder in Stresssituationen geraten lässt. Kinder sind im Kontakt mit anderen einem großen sozialen Druck ausgesetzt. Ihren Platz in einer Gruppe zu finden, sich einzugliedern und sich in ihrem Umfeld wohlzufühlen, erfordert unfassbar viel Anstrengung. Alleine dieser Prozess versetzt sie in einen andauernden Zustand der Anspannung. Dass nachmittags häufig bereits in der Grundschule eine Menge Hausaufgaben anstehen, nicht wenige Hobbys gepflegt werden müssen und dann zur scheinbaren Entspannung Medien genutzt werden, ist da nur das i-Tüpfelchen. Wenn nun auch noch Versagensängste und Leistungsdruck durch anstehende Schulnoten hinzukommen, haben Kinder nahezu keinen Gegenpol mehr, der ihnen hilft, sich zu entspannen. Das hat Folgen! Bei nicht wenigen Kindern setzt sich bereits im Grundschulalter eine Prüfungsangst fest, die oft lebenslang anhält. Kinderärzten zufolge klagen immer mehr und immer jüngere Kinder über Kopf-, Bauch- und Ohrenschmerzen. Auch Schlafstörungen und damit einhergehende Konzentrationsschwierigkeiten haben massiv zugenommen. Mobbing im Grundschulalter kommt im Vergleich zu früher signifikant häufiger vor und ist nicht zuletzt auf eine allgemeine Unausgeglichenheit und auf Überforderung zurückzuführen.

Kein Kind ist in der Lage, selbstständig eine Balance zwischen Anspannung und Entspannung zu schaffen – schon gar nicht unter den beschriebenen Voraussetzungen. Es ist also unsere Pflicht, unseren Kindern den so wichtigen Gegenpol zu liefern, der heutzutage fehlt – nämlich die Möglichkeit, in die Entspannung zu kommen! Nur so wird es unseren Kindern möglich sein, auf den eigenen Akkustand zu achten, die Batterien wieder neu zu laden und sich erst bei 100 Prozent dem Leistungsdruck erneut auszusetzen.

Autogenes Training – was ist das überhaupt?

Vorab: Autogenes Training ist sowohl als Präventionsmaßnahme als auch bei bestehenden Symptomen sehr wirkungsvoll. Wenn Ihr Kind aber bereits Symptome wie Kopf-, Bauch- oder Ohrenschmerzen äußert, wenn es geschwächt, unmotiviert oder stark überreizt wirkt, dann ist eine Abklärung durch einen Kinderarzt angebracht. Denn auch, wenn solche Symptome häufig stressbedingt sind, ist dies natürlich nicht grundsätzlich der Fall. Autogenes Training ersetzt also keinesfalls einen Arztbesuch, sondern kann diesen nur ergänzen.

Sind Sie sich also sicher, dass Ihr Kind einen Gegenpol zum stressigen Alltag braucht, kommt das „autogene Training" ins Spiel. Viele haben bereits davon gehört, doch nur wenige wissen, worum es sich dabei genau handelt. Einfach gesagt trainieren wir mit autogenem Training die Fähigkeit, ganz bewusst und sehr schnell zwischen Situationen der An- und der Entspannung zu wechseln.

In einem Alltag, der nahezu keine Entspannung zulässt, ist das eine Fähigkeit, die einer Superkraft gleicht!

Hierzu nutzen wir die sogenannte „Autosuggestion", also das Wissen, dass wir unseren Körper mithilfe unserer Gedanken beeinflussen können. Denken Sie noch einmal an die Übung, die Sie ganz am Anfang durchgeführt haben. Allein durch Ihre Gedanken ist Ihr Körper zu einer besseren Leistung gekommen. Doch warum ist das so?

Ganz einfach: Unser Gehirn ist nicht in der Lage, Lüge und Wahrheit voneinander zu unterscheiden. Unterbewusst glauben wir sofort, was wir hören. Trichtern wir uns also mehrmals am Tag ein, dass wir „unfähig" seien, etwas „niemals schaffen" würden oder „einfach nicht gut genug" wären, dann wird unser Unterbewusstsein dies als Ist-Zustand wahrnehmen. Da wir in einer defizitorientierten Welt leben, ist dies leider allzu häufig der Fall – und das bereits im Kindesalter. Wie oft hören unsere Kinder, dass sie „zu laut", „zu hibbelig" oder „zu unkonzentriert" seien? Rasch nehmen sie solche Sätze als gegeben hin. Der Selbstwert sinkt, die Ängste und der Druck steigen. Sie befinden sich in einem Kreislauf, aus dem sie nicht alleine ausbrechen können.

Beim autogenen Training nutzen wir diese Unfähigkeit, Wahrheit und Lüge voneinander zu unterscheiden, jedoch, indem wir den Prozess gezielt umkehren. Wir entwickeln Gedankenformeln, die wir nutzen, um in einen Zustand der Entspannung zu gelangen. Das wird nicht von heute auf morgen funktionieren – viel zu lange haben wir den Zustand der Anspannung widerstandslos hingenommen und uns damit arrangiert. Genau aus diesem Grund sprechen wir beim Erlernen der Autosuggestion von einem Training, welches wir tagtäglich mit unseren Kindern angehen sollten.

Für einen kräftigen Motivationsschub sehen Sie hier die positiven Auswirkungen des autogenen Trainings im Überblick:

Positive Auswirkungen auf die Psyche:

- ✓ Tiefe innere Ruhe und Entspannungsempfinden
- ✓ Fokus auf Glücksgefühle und damit eine erhöhte Zufriedenheit
- ✓ Förderung des Selbstwertgefühls sowie Selbstvertrauens
- ✓ Aufschluss über die eigene Kreativität
- ✓ Linderung von psychosomatischen Symptomen (zum Beispiel Kopf-, Bauch- und Ohrenschmerzen)
- ✓ Verbesserung der Konzentrationsfähigkeit
- ✓ Stabilisierung der Emotionalität

Positive Auswirkungen auf den Körper:

- ✓ Tiefere und gleichmäßigere Atemzüge
- ✓ Langsamer Puls
- ✓ Sensibilisierung der taktilen Wahrnehmung
- ✓ Blutdrucksenkend
- ✓ Entspannung verkrampfter Muskeln

URSPRUNG

Den Ursprung findet das autogene Training in der Hypnose. Bereits im Jahre 1908 begann Johannes Heinrich Schultz seine Untersuchungen an seinen hypnotisierten Patienten. Im Zustand der Hypnose finden Patienten tiefste innere Ruhe und sind in der Lage, neue Energie und Kraft zu schöpfen. In einem solchen Moment sind sie in der Lage, Einfluss auf ihr Unterbewusstsein zu nehmen und festgesetzte Gedankenstrukturen umzukehren. Der Nachteil der Hypnose ist allerdings, dass dieser Zustand nicht eigenständig herbeigeführt werden kann, sondern geschultes Fachpersonal benötigt. Schultz wollte jedoch erreichen, dass Patienten in der Lage sein würden, selbstständig in einen hypnoseähnlichen Zustand zu gelangen und somit die Vorteile der Hypnose auch im Alltag zu nutzen.

Dabei orientierte er sich an den Beschreibungen seiner Patienten. Besonders häufig traten demnach unter Hypnose sowohl Schwere- und Wärmegefühle in den Extremitäten als auch eine Beruhigung der Atemfrequenz und des Herzschlages auf. Auch das Gefühl innerer Ausgeglichenheit und einer angenehmen Müdigkeit ohne das Gefühl der Abgeschlagenheit wurde häufig beschrieben.

Schultz nutzte diese Berichte, um erste autosuggestive Ansätze zu entwickeln. Der Grundgedanke hierbei ist, den Prozess umzukehren. Das bedeutet, als Erstes die Wärme, Ruhe, Schwere und Müdigkeit mit der Kraft unserer Gedanken herbeizuführen und demzufolge in einen hypnoseähnlichen Zustand zu gelangen. Das mag im ersten Moment kompliziert klingen – doch denken Sie daran, dass Ihr Gehirn Ihnen alles glaubt, was Sie ihm häufig sagen! Wenn Sie also die Gedanken an Wärme, Ruhe und Ausgeglichenheit regelmäßig trainieren, dann wird Ihr Gehirn darauf reagieren. Glauben Sie an sich!

SYMPATHIKUS UND PARASYMPATHIKUS

Eine tragende Rolle beim autogenen Training hat unser sogenannter „Parasympathikus". Als Gegenspieler zum „Sympathikus" ist er ein Teil unseres vegetativen Nervensystems. Was erst einmal sehr fachlich klingt, lässt sich jedoch ganz simpel beschreiben. Unser vegetatives Nervensystem ist für die Balance zwischen Anspannung und Entspannung verantwortlich. Beide Zustände sind für unseren Alltag wichtig. Wir müssen uns anspannen, wenn wir unsere Aufmerksamkeit lenken und uns konzentrieren müssen. Auch, wenn wir körperlich aktiv sind oder in Stresssituationen geraten, ist der Zustand der Anspannung zwingend nötig. In diesem Fall wird der Sympathikus aktiv. Er steuert die Ausschüttung von Stresshormonen – zum Beispiel Adrenalin. Dies hilft uns dabei, uns zu fokussieren, und hält uns einsatzbereit. Wenn der Sympathikus aktiv ist, dann arbeiten wir schneller und effizienter. Lassen Sie uns zum besseren Verständnis einen Blick auf den Hintergrund werfen:

Früher war die Ausschüttung von Stresshormonen überlebenswichtig. Auch heute brauchen wir diese noch, um in Gefahrensituationen handlungsfähig zu sein. Geraten wir in Gefahr, schütten wir Unmengen an Stresshormonen aus. Alles, was nicht überlebenswichtig ist, wird mit sofortiger Wirkung eingestellt. Zum Beispiel findet in solchen Zuständen nahezu keine Darm- oder Blasentätigkeit statt. Müdigkeit ist wie weggewischt und unsere gesamte Aufmerksamkeit bezieht sich auf den Punkt der Gefahrenquelle. Wir sind in solchen Situationen zu körperlichen Höchstleistungen fähig.

Im Alltag ist ein solcher Zustand natürlich nicht so extrem wie gerade beschrieben. Dennoch machen Stresshormone uns für einen bestimmten Zeitpunkt leistungsfähig. Sie helfen uns, aufmerksam zu bleiben und uns nicht ablenken zu lassen.

Warum sollten wir dann die Abgabe von Stresshormonen an unseren Körper unterdrücken? Es mag wie ein Widerspruch klingen, wird aber deutlich, wenn wir beim Beispiel der Gefahrensituation bleiben. Nehmen wir an, ein Urzeitmensch befindet sich auf der Flucht vor einem Tiger. Er rennt so schnell wie noch nie, schlägt Haken, findet blitzschnell Möglichkeiten, zwischen Schlupflöchern hindurchzukommen, und ist dem Tiger immer einen Schritt voraus – bis er schließlich tot umfällt. Der Grund hierfür ist simpel: Unser Körper ist einer solchen Anspannung schlicht und einfach nicht gewachsen. Unsere Höchstleistungen können wir grundsätzlich nur für einen kurzen Zeitraum durchhalten. Anschließend benötigen wir einen entspannenden Gegenpol, um unsere Kraftreserven wieder aufzufüllen. Und auch, wenn wir im Alltag niemals so sehr von Stresshormonen geflutet sind wie in Gefahrensituationen, wirkt sich die andauernde Ausschüttung von Adrenalin negativ aus. Denn auch geringere Dosen des Hormons über einen langen Zeitraum sind sehr schädlich. Erkennbar wird dies an den beschriebenen Folgen, die Kinder bereits zeigen – also Schmerzen, Abgeschlagenheit und damit einhergehende Reizbarkeit, mangelnde Konzentrations- und Leistungsfähigkeit sowie Krankheitsanfälligkeit. Im Erwachsenenalter kommen häufig Bluthochdruck, Magengeschwüre und Herz-Kreislauf-Erkrankungen hinzu. Auch Burnout und Depressionen sind zum nicht geringen Teil auf anhaltende Stresszustände zurückzuführen.

Um dem entgegenzuwirken, kommt der Parasympathikus ins Spiel. Wann immer wir uns in einer Entspannungsphase befinden, wird die Ausschüttung von Stresshormonen unterdrückt. Stattdessen fluten Glückshormone wie Dopamin und Serotonin unseren Körper. Die Blasen- und Darmtätigkeit wird aufgenommen, wir sind unaufmerksam und Körper, Immunsystem und Geist regenerieren sich. Gerade im Schlaf wird der Parasympathikus sehr aktiv.

Aber auch am Tag sollte er seine Arbeit aufnehmen. Stattdessen wird er jedoch durch den Sympathikus permanent unterdrückt.

Für unsere Schulkinder heißt das Folgendes: Schon vor der Schule beginnt der Tag häufig sehr hektisch. Hier werden die ersten Stresshormone ausgesendet. Danach treffen unsere Kinder auf ihre Mitschüler – sowohl auf ihre Freunde als auch auf die, die Stress in ihnen auslösen. Im Unterricht müssen sie ihren Stresslevel aufrechterhalten, um konzentrationsfähig zu sein. Wenn es zur ersten Pause klingelt, sind die Jungen und Mädchen häufig bereits überspannt.

Wie viele Kinder lehnen sich in diesem Moment gemütlich auf dem Stuhl zurück, schließen die Augen und laden ihre Akkus auf? Ein Blick in das Klassenzimmer zeigt: Die Quote geht gen Null. Stattdessen schlingen sie ihr Schulbrot hinunter, um noch Zeit zum Spielen und Toben zu haben. Der Körper nimmt noch immer Stress wahr. So geht der Schulalltag weiter.

Nach der Schule essen die Kinder möglicherweise zu Mittag und fertigen anschließend die Hausaufgaben an. Danach haben sie eine Verabredung, gehen ihrem Hobby nach oder schauen eine Runde fern. All das scheint oberflächlich entspannend zu sein. Dennoch ist nach wie vor permanent der Sympathikus aktiv, weil die Kinder sich keine Ruhepause gönnen. Medien wie Fernsehen, Tablets, Smartphones oder Spielkonsolen sind das i-Tüpfelchen des Stresses. Das Gehirn Ihres Kindes wird durch die Reize enorm überfordert. Selbst, wenn es scheint, als würde es mithilfe des Medienkonsums ruhig werden, ist das absolute Gegenteil der Fall. Denn im Körper fluten Stresshormone das Blut. In diesem Zusammenhang hat der Parasympathikus nicht die geringste Chance, in Aktion zu treten. Spätestens, wenn Sie darauf aufmerksam machen, dass der Fernseher abgeschaltet oder die Konsole weggelegt wird, werden Sie die Flut dieser Hormone zu spüren bekommen.

Sollten Kinder abends nach dem vielen Stress nicht sofort einschlafen? Nein! Denn der gesamte Körper steckt so voller Stresshormone, dass an Einschlafen häufig erst einmal nicht zu denken ist. Die Nacht ist dementsprechend kurz, sodass die Kinder am nächsten Tag übermüdet erwachen. Um es mit den Worten des Liedermachers Rolf Zuckowski aus seinem Lied über die Jahresuhr zu formulieren: „Und dann? Und dann! Fängt das Ganze schon wieder von vorne an!“

Mit dem autogenen Training wirken wir diesem Prozess entgegen. Durch gezielte Übungen lernt Ihr Kind, den Sympathikus zu unterdrücken und den Parasympathikus zu aktivieren. Ihm wird dabei geholfen, aus dem Ungleichgewicht dieser Gegenspieler wieder ein Gleichgewicht zu machen. So hat es gleichermaßen die Möglichkeit, sich zu konzentrieren und Leistung zu erbringen, aber auch, sich abzuschotten, herunterzufahren und neue Energie und Kraft zu tanken. Ein Leben außerhalb der Tankreserve! Klingt das nicht nach purem Glück?

GRUND- UND MITTELSTUFE

In der Grundstufe des autogenen Trainings erlernen Sie mit Ihrem Kind die Fähigkeit, Gedankenformeln mit dem vegetativen Nervensystem zu verknüpfen. Sie trichtern also die Wahrheit, die Sie vermitteln wollen, nach und nach ein. Sie erinnern sich? Je häufiger Sie bestimmte Gedanken denken, desto wahrer werden diese für Ihr Gehirn. Lassen Sie Ihr Kind also zum Beispiel häufig daran denken, dass ihm wohlig warm sei, es ruhig und entspannt sein dürfe oder es sich gehen lassen könne, dann wird sein Gehirn dieses glauben und den Parasympathikus aktivieren. Um diesen Zustand herstellen zu können, müssen die Grundübungen jedoch sehr regelmäßig durchgeführt werden – am besten dreimal täglich. Wenn Sie jetzt denken, dass das wirklich sehr häufig sei, dann zählen Sie gerne einmal mit, wie häufig am Tag Sie negative Gedanken über sich selbst haben. Verglichen damit sind die Übungen ein Witz. Ihrem Kind wird es da sehr ähnlich gehen.

Spannenderweise sind Kinder grundsätzlich ohnehin sehr viel lernbereiter als Erwachsene. Wenn sie erst einmal die Routine einer täglichen Übung haben, dann bestehen sie sehr häufig auf die Durchführung. Kurz gesagt: Während wir Erwachsene uns überlegen, welche Ausrede wir für das Aussetzen der heutigen Übung nutzen könnten, haben Kinder diese längst durchgeführt. Ein weiterer Faktor spricht dafür, Kindern das autogene Training näherzubringen: nämlich die Fähigkeit, sich ganz unvoreingenommen auf Neues einzulassen und sich Dinge vorzustellen, die erst einmal nicht realistisch scheinen. Kommen wir ein weiteres Mal auf den Versuch vom Anfang zurück. Möglicherweise haben Sie mit dem Gedanken, dass Sie dieses Mal wirklich Ihre Füße berühren würden, gleichzeitig sehr stark gezweifelt. Auch die Vorstellung, dass Ihre Gliedmaßen sich allein durch Ihre Gedanken erwärmen werden, lässt Sie zuerst sicher zweifeln. Kinder gehen sehr viel offener und neugieriger an solche Erfahrungen heran. Kinder sind beeinflussbar und erforschen Ihren Körper bei den Übungen, anstatt daran zu zweifeln, dass diese auch wirklich wirksam sind. Dass sie ihren Körperempfindungen noch sehr nahe sind, kommt ihnen zusätzlich zugute.

In der Grundstufe lernen Sie mit Ihrem Kind, wie es gezielt zwischen An- und Entspannung wechseln kann. In sechs unterschiedlichen Übungseinheiten werden die Gedankenformeln, die Ihr Kind nutzen wird, erlernt und automatisiert. Nehmen Sie sich Zeit für diesen Prozess. In der praktischen Anleitung erfahren Sie, wie und wann Sie die Übungen mit Ihrem Kind durchführen sollten.

Doch wie wir alle wissen, ist das Wissen über theoretische Inhalte nur die halbe Miete. Nachdem Sie also die wichtigsten Basics zu den Themen Stress und autogenes Training erlernt haben, möchten Sie genauso gerne starten wie ich, nicht wahr? Dann möchte ich Sie nicht länger auf die Folter spannen und mit Ihnen und Ihrem Kind gemeinsam in die Praxis gehen. Gehen Sie gerne gemeinsam mit Ihrem Kind an die kommenden Übungen heran. In der Regel lernen Kinder vom Sehen und Nachahmen. Wenn Sie also das Training zusammen mit Ihrem Kind starten, stärken Sie nicht nur Ihre gemeinsame Bindung, weil Sie zusammen etwas für sich tun – Ihr Kind wird die Übungen auch mit sehr viel mehr Leichtigkeit übernehmen.

Die ersten praktischen Elemente

Wie bereits beschrieben, geht es in der Grundstufe vorrangig darum, Gedankenimpulse zu etablieren, die sich nach und nach auf den Körper übertragen werden. Sagen Sie Ihrem Körper beispielsweise, dass er angenehm warm ist, wird Ihr Gehirn diesen Zustand nach einiger Zeit automatisch herbeiführen. Der Herzschlag und die Atmung werden sich verlangsamen, dafür kräftiger und intensiver werden und dem Körper automatisch mehr Sauerstoff zuführen. Hierdurch werden sich die Blutgefäße erweitern und die Extremitäten werden sich wärmer anfühlen. Auf diese Weise funktioniert jede Grundstufenübung, die Sie im folgenden Kapitel erlernen werden. An dieser Stelle möchte ich noch einmal darauf hinweisen, dass Erfolge nicht innerhalb weniger Tage zu erwarten sind. Geben Sie nicht auf, wenn Sie nach einer Woche noch keine warmen Hände oder Füße verspüren. Ihr Körper und der Körper Ihres Kindes sind zum Großteil auf „Stress“ gepolt. Das gezielte Umschalten von Anspannung in Entspannung und wieder zurück muss er erst einmal lernen. Vermitteln Sie Ihrem Gehirn dennoch nach wie vor mehrmals täglich für zirka drei Minuten, dass die Grundstufenübungen ein „Ist-Zustand“ sind. Der Erfolg wird sich einstellen – auch, wenn sich eine tiefe, seelische Ausgeglichenheit manchmal erst nach Monaten einstellt. Bleiben Sie dran! Sie tun sich und Ihrem Kind etwas Gutes, was ein Leben lang anhalten wird. Darauf dürfen Sie vertrauen. Auch wenn autogenes Training nicht geführt wird, benötigen Kinder anfangs eine klare Anleitung. Anfangs sind Sie somit das führende Element. Erst, wenn Ihr Kind die Gedankenformeln beherrscht, wird es in der Lage sein, sie alleine durchzuführen.

Zum Integrieren der Gedankenformeln können Sie mehrere Positionen gemeinsam einnehmen. Entweder legen Sie sich gemeinsam auf einer weichen Unterlage auf den Boden oder Sie führen die Übungen im Sitzen mit angelehntem Kopf durch oder nehmen die Droschkenkutscherhaltung ein. Hierfür werden Kopf und Rücken nach vorn gebeugt, die Unterarme werden auf den Knien abgelegt und der Kopf wird hängengelassen. Wärmen Sie den Raum vor, damit Sie und Ihr Kind sich wohlig warm fühlen. Das Frieren wirkt dem Zustand der Entspannung entgegen. Die Autosuggestionen, wie Sie sie in diesem Kapitel kennenlernen werden, sollten möglichst dreimal täglich durchgeführt werden. Sorgen Sie dafür, dass Sie während der Übungen nicht gestört werden, da dies den Entspannungsprozess unterbricht. Dann kann es losgehen.

SCHWERE- UND RUHEÜBUNG

In der ersten Phase der Übung sollten Sie sich mit Ihrem Kind immer nur auf einen Körperteil konzentrieren. Schlüsselsätze können sein:

„Mein linker Arm ist ganz schwer" oder „Ruhe durchströmt meinen linken Arm". Wiederholen Sie diese Sätze mehrere Male, damit sie sich wirklich in Ihrem Kopf sowie im Kopf Ihres Kindes festsetzen. Seien Sie nicht überrascht, wenn sich dies am Anfang etwas merkwürdig anfühlen mag. Sie beginnen ganz von vorn und müssen die Sätze verinnerlichen, um sie später für konkrete Veränderungen Ihres Körpers nutzen zu können. Nach einiger Übung können Sie das Schwere- und Ruheempfinden erst einmal auf beide Arme oder Beine ausweiten, mit dem Ziel, die Muskeln des Körpers vollständig zu entspannen. Schlüsselsätze am Ende der Übung können heißen:

„*Mein ganzer Körper ist völlig ruhig*" oder „*Meine Arme und Beine sind angenehm schwer*".

Achtung: Um Wiederholungen zu vermeiden, wird es in den nächsten Übungen nicht erwähnt. Jedoch wird vor jedem Satz, den Sie mit Ihrem Kind neu etablieren, die Formel „Ich bin ganz ruhig" gesprochen. Der Satz „Ich bin ganz ruhig" ist somit die Einleitung einer jeden folgenden Gedankenformel.

Für die Ruhe- und Schwereübung können Sie mit folgenden Bildern arbeiten:

- ✓ Ruhig wie die glatte Meeresoberfläche,
- ✓ So ruhig wie die Nacht,
- ✓ Schwer wie ein Stein,
- ✓ So schwer, als würde mein Körper auf dem Boden festkleben.

Eine beispielhafte Durchführung der Schwere- und Ruheübung kann wie folgt aussehen:

Ich bin ruhig, ganz ruhig. Mein ganzer Körper ist von Ruhe durchströmt. Von den Zehen bis zu den Haarspitzen bin ich ruhig.

WÄRMEÜBUNG

In der Wärmeübung ist das Ziel, die Blutgefäße zu erweitern, was in einem tatsächlichen Gefühl der Wärme in Armen und Beinen spürbar wird. Anfangs können Sie Arme und Beine voneinander trennen und in den Gedankenformeln separat voneinander ansprechen. „Meine beiden Beine sind ganz warm“ oder „Meine Arme werden von Wärme durchströmt“ sind Sätze, die Sie verwenden, um nach und nach den gewünschten Effekt zu erzielen. Während einer Übungsphase sagen Sie sich und Ihrem Kind diese Sätze ebenfalls mehrfach vor. Am Ende sollten Sie in der Lage sein, das Wärmegefühl in allen vier Extremitäten zu spüren. „Wärme durchströmt mich von Kopf bis Fuß“ kann ein Satz sein, den Sie schlussendlich etablieren.

Für die Wärmeübung können Sie mit folgenden Bildern arbeiten:

- ✓ Warm wie die Strahlen der Sonne,
- ✓ Angenehm wie angewärmtes Wasser,
- ✓ Wohlig warm wie eine Wintermütze.

Eine beispielhafte Durchführung der Wärmeübung kann wie folgt aussehen:

Ich bin ruhig, ganz ruhig. Meine Arme werden von Wärme durchströmt. Meine Arme fühlen sich ganz warm an. Wärme durchströmt meine Arme von den Fingerspitzen bis zu den Schultern. Die Wärme breitet sich in meinen Armen aus.

ATEMÜBUNG

Der Atem ist einer der wichtigsten Faktoren im Bereich der Entspannung. Durch langsame, tiefe Atmung können wir den Sympathikus unterdrücken, weil wir unserem Körper das Gefühl der Entspannung unmittelbar näherbringen. Das ist plausibel, wenn Sie sich verdeutlichen, dass wir in Stresssituationen sehr flach und schnell atmen und oft unter Luftnot leiden. Tiefe Atmung steht dem entgegen und ist somit der Ruhepol. „Meine Atmung ist ruhig und regelmäßig“ und „Mein Atem fließt von ganz allein“ können hilfreiche Sätze sein. Achten Sie darauf, dass Sie und Ihr Kind die Atmung nicht bewusst führen. Es geht darum, dass der Körper den eigenen, natürlichen Atemrhythmus findet, denn dieser vorgegebene Rhythmus erleichtert es Ihnen, in einen entspannten Zustand zu gelangen.

Für die Atemübung können Sie mit folgenden Bildern arbeiten:

- ✓ Mein Atem fließt wie ein Bach,
- ✓ Die Luft strömt wie der Strom eines Flusses durch meinen Körper,
- ✓ Mein Atem verteilt neue Kraft ganz von allein.

Eine beispielhafte Durchführung der Atemübung kann wie folgt aussehen:

Ich bin vollkommen ruhig. Mein Atem fließt von ganz allein. Meine ganze Atmung ist ruhig und regelmäßig. Von Kopf bis Fuß werde ich von meiner Atemluft erfüllt.

HERZÜBUNG

Wenn wir entspannt sind, schlägt das Herz kräftig und ruhig. Mit Kindern eignet es sich am besten, eine Formulierung zu verwenden, in der das Herz „klopft“ und nicht „schlägt“, da dieses weicher und angenehmer klingt. Da Sie mit Ihren Gedanken unmittelbaren Einfluss auf dieses überlebenswichtige Organ nehmen, muss ich an dieser Stelle einen Hinweis geben: Sollten Sie unter Bluthochdruck leiden, verwenden Sie bitte nicht den Begriff „kräftig“, da Ihr Herz ohnehin zu kräftig schlägt. In diesem Fall sprechen Sie bitte davon, dass Ihr Herz ruhig und regelmäßig schlägt. Sollte dies nicht der Fall sein, können Sie folgenden Satz mit Ihrem Kind etablieren: „Mein Herz klopft ruhig und kräftig.“ Viele von uns haben Schwierigkeiten, einen spürbaren Zugang zum eigenen Herzen zu bekommen, da das Herz keine Reize, wie zum Beispiel taktile Empfindungen, weiterleiten kann. Wenn wir zum Beispiel nach dem Sport das Herz klopfen spüren, tun wir dies über unseren Brustkorb und nicht über das Herz selbst. So sollten Sie sich in dieser Übung auf Ihren Puls als Erweiterung des Herzschlags konzentrieren. Mit ein wenig Übung wird Ihnen dies sicher gelingen.

Es ist hier jedoch zu erwähnen, dass nicht jedem die Herzübung guttut. Gerade, wenn Sie unter Bluthochdruck leiden oder Herz-Kreislauf-Erkrankungen im nahen Umfeld miterlebt haben, kann es zu Enge- und Angstgefühlen kommen. Führen Sie diese Übung dann bitte nicht aktiv mit durch, sondern konzentrieren Sie sich auf etwas anderes, wenn Ihr Kind die Übung durchführt. Sollte sich auch Ihr Kind auffällig verhalten, lassen Sie die Übung bitte weg, da Sie sonst dem Erstreben der Entspannung entgegenwirken.

Für die Herzübung können Sie mit folgenden Bildern arbeiten:

- ✓ Das Klopfen meines Herzens gleicht dem Rhythmus einer Trommel,
- ✓ Mein Herz klopft gleichmäßig wie die Tropfen eines Sommerregens,
- ✓ Das kräftige Klopfen meines Herzens ist der Rhythmus meines Lebensliedes.

Eine beispielhafte Durchführung der Herzübung kann wie folgt aussehen:

Ich bin ganz und gar ruhig.

Mein Herz klopft langsam und regelmäßig.

Kräftig spüre ich mein Herz in mir klopfen.

Das Klopfen meines Herzens erfüllt meinen gesamten Körper.

SONNENGEFLECHTSÜBUNG

Die Sonnengeflechtsübung bezieht sich auf den Bauchraum – den Solarplexus. Die Konzentration wird vor allem auf den Bereich zwischen dem Bauchnabel und den unteren Rippen gelenkt. Viele Stresssituationen sammeln sich im Bauchbereich, sodass Kinder und Erwachsene häufig unter Bauch- und Magenschmerzen oder Übelkeit leiden. Mit dem Gedanken, diesem Bereich Wärme zuzufügen, wird der Bauch entkrampft. Nach einiger Übung werden häufig Bauchgeräusche ausgelöst, weil sich die Muskeln lockern und entspannen und der Darm seine Tätigkeit aufnimmt. Um Ihrem Kind zu helfen, die Sonnengeflechtsübung durchzuführen, vermitteln Sie ihm das Bild, am Strand zu liegen und die warmen Sonnenstrahlen auf dem Bauch zu spüren. „Mein Bauch ist sonnenwarm“ oder „Die Wärme der Sonne durchströmt meinen Bauch“ sind Sätze, die Kinder häufig ansprechen.

Für die Sonnengeflechtsübung können Sie mit folgenden Bildern arbeiten:

- ✓ Mein ganzer Bauch ist sonnenwarm,
- ✓ Es fühlt sich an, als hätte ich warmen Kakao in meinem Bauch,
- ✓ Ein warmes Glücksgefühl ist genau in meinem Bauch.

Eine beispielhafte Durchführung der Sonnengeflechtsübung kann wie folgt aussehen:

Ich bin ganz, ganz ruhig. Wärme durchströmt meinen Bauch. Mein ganzer Bauch ist sonnenwarm. Die wohlige Wärme meines Bauches breitet sich zu allen Seiten aus.

STIRNKÜHLEÜBUNG

Als Letztes folgt die Stirnkühleübung, die auch Kopfübung genannt wird. Gerade bei Kindern, die unter Kopfschmerzen leiden, eignet sich der Satz „Mein Kopf ist frei und leicht“ hervorragend. Die Gedankenformel „Mein Kopf ist angenehm kühl“ erzeugt ein Bild des Windhauchs, der sanft die Stirn berührt. Durch diese Übung wird der Kopf ganz direkt angesprochen. Sie fördert die Konzentrationsfähigkeit. Direkt vor dem Einschlafen sollte sie demnach nicht genutzt werden, da ein kühler, aktivierter Kopf nicht schlaffördernd ist. Sie ist besser geeignet, wenn wir am Tag Ruhepausen haben und anschließend wieder frisch und frei starten möchten. Daher wird die Stirnkühleübung in den folgenden Traumreisen nicht genutzt.

Für die Stirnkühleübung können Sie mit folgenden Bildern arbeiten:

- ✓ Meine Stirn ist windgekühlt,
- ✓ Ein kühles Tuch liegt auf meiner Stirn,
- ✓ Als würde ich die Stirn in den Kühlschrank halten.

Eine beispielhafte Durchführung der Stirnkühleübung kann wie folgt aussehen:

Ich bin vollkommen ruhig.

Meine Stirn ist angenehm kühl.

Ganz frei und leicht fühlt sich mein Kopf an.

Meine Stirn ist leicht und frei.

Die Grundübungen gelten als Grundvoraussetzungen für einen optimalen Lerneffekt. Sicher ist Ihnen jedoch bewusst, dass es Ihr Kind auf Dauer nicht zufriedenstellen wird, die nackten Inhalte des autogenen Trainings immer und immer wieder zu hören. Aus diesem Grund werden in den folgenden Traumreisen autogene Inhalte mit geführten Traumreisen verknüpft. Ebenso wie bei den Grundübungen sorgen Sie bitte für Ruhe und eine angenehme Temperatur.

Geführte Traumreisen

https://bit.ly/3YxAbJZ

QR-Code oder Link zu allen Fantasiereisen zum Anhören

TRAUMREISEN ZUM EINSCHLAFEN

Die folgenden Traumreisen sind extra als Einschlafhilfe konzipiert. Ihr Kind sollte für diese Reisen bereits im Bett liegen und sich eingekuschelt haben. Lassen Sie die Reisen in angenehmer Lautstärke laufen und dimmen Sie das Licht beziehungsweise schalten Sie es ganz aus – je nachdem, wie Ihr Kind es bevorzugt. Falls Sie den Raum verlassen sollten, schauen Sie gerne zwischendurch leise nach Ihrem Kind, um zu beobachten, wie es auf die Reisen reagiert. Im besten Fall sollte es währenddessen einschlafen – das ist jedoch nicht immer der Fall.

Es gibt viele Kinder, die während der Reise wach bleiben, weil sie den Rest der Geschichte hören möchten. Dennoch sollten Sie beobachten, dass Ihr Kind herunterkommt, relativ ruhig liegt und tief atmet. Es ist dabei nicht ausschlaggebend, dass es zum Beispiel die Hände oder Füße ruhig hält. Viele Kinder fummeln während Traumreisen gerne an ihrer Decke herum oder streichen mit den Füßen über die Matratze. Jedoch sollte es nicht im Bett sitzen, herumturnen oder sich unentwegt hin- und herdrehen. Es sollte also sichtbar zur Ruhe kommen. Ist das nicht der Fall, sollten Sie erst einmal weiterhin Traumreisen innerhalb des Tagesablaufes etablieren, damit es sich an die dabei aufkommende Ruhe gewöhnen kann.

Falls Sie feststellen, dass Ihr Kind während einer Traumreise einschläft, schalten Sie diese jedoch bitte nicht ab. Denn gerade in der Einschlafphase und der ersten Schlafphase sind unsere Ohren noch wach. Unser Unterbewusstsein nimmt somit die Geschichten noch auf und verarbeitet diese weiterhin. Lassen Sie die Reisen einfach bis zum Ende weiterlaufen und stellen Sie sie dann anschließend leise ab.

INMITTEN DER WILDNIS

Der Tag ist vorüber. Heute hast du vieles erlebt. Erinnere dich für einen Augenblick an die Momente, in denen du dich nicht wohlgefühlt hast. Vielleicht warst du manchmal traurig, wütend oder übermüdet. Diese Momente sind vergangen und für heute vorbei. Erinnere dich kurz daran und lasse sie anschließend gehen. Erinnere dich als Nächstes an die Momente, in denen du gelacht und dich gefreut hast. Vielleicht warst du in diesen Momenten aufgeregt oder hast dich einfach nur glücklich gefühlt. Auch diese Momente sind jetzt vorüber. Lasse auch sie gehen. Denn jetzt ist der Abend gekommen. Die Sonne ist vielleicht bereits schlafen gegangen. Möglicherweise wirft sie aber auch noch ein paar Strahlen des Abendlichtes zu dir herein.

Langsam kommt die Nacht und deckt den Tag zu. Die Nacht pustet nach und nach das Licht des Tages aus und hüllt die Welt in eine Decke. Auch du bist gerade in eine mollige Decke gehüllt. Du liegst in deinem Bett und hältst vielleicht ein Kuscheltier in deinen Armen, das genau wie du nur meinen Worten lauscht. Und ganz genau wie du sind alle Kuscheltiere, Puppen oder Rennautos in deinem Zimmer ganz ruhig. Sie fühlen sich ebenso wie du vollkommen entspannt und schwer, ganz schwer. Eine angenehme Müdigkeit überkommt dich und deine Gedanken machen sich auf den Weg zu einer Reise. Lasse als Erstes vor deinen Augen große, dicke Bäume entstehen. Die Stämme sind rau und kräftig. Die Blätter sind riesig und weit, weit über dir. Sie bewegen sich ganz langsam und ruhig im sachten Wind.

Auch du bist vollkommen ruhig und ebenso schwer, wie die Bäume. Lege eine Hand auf einen der rauen Baumstämme. Spüre die Kraft, die der Baum in sich trägt. Er ist stark und gibt dir Halt. Jeder einzelne Baum, den du um dich herum entstehen lässt, ist stark und gibt dir Halt. Und du bist vollkommen ruhig. Bewege dich in Gedanken ganz langsam hin und her – ganz genauso, als wärst du eines der riesigen Blätter, die sich im Wind bewegen. Fühle, wie du schwer und immer schwerer wirst. Wenn um dich herum mehr und mehr Bäume entstanden sind, mache dich auf den Weg, um zu schauen, was sich noch hier befindet. Gehe ein Stückchen weiter und lasse warme Sonnenstrahlen durch die Blätter hindurchscheinen.

Die Sonnenstrahlen sind ganz intensiv. Strecke deine Hände nach ihnen aus. Rasch werden deine Hände warm und immer wärmer. Die Wärme breitet sich auch auf deine Arme aus. Du bist vollkommen ruhig und deine Arme sind von Sonnenwärme durchströmt. Gehe ein Stückchen weiter. Siehst du das kleine Bächlein, das zwischen den sicheren und kräftigen Stämmen der Bäume hindurchfließt? Es glitzert, wenn die Sonnenstrahlen auf das Wasser treffen. Ganz sicher ist es wundervoll warm. Ziehe die Schuhe und die Strümpfe aus. Setze beide Füße in das flache Wasser hinein. Spüre, wie der Sog des Wassers ganz sanft und langsam an deinen Füßen zieht, während du im Bach stehst. Du bist vollkommen ruhig und deine Arme sind von der Sonne aufgewärmt. Auch deine Füße sind warm und werden immer wärmer. Wunderbar sanft breitet sich die Wärme deiner Füße auch auf deine Beine aus. Du stehst im Bett des Baches und genießt für einen Moment die Schwere, die Ruhe und die Wärme. Nach und nach wird dein Körper immer wärmer, bis du ganz und gar von Wärme durchströmt bist.

Tritt anschließend wieder aus dem Wasser heraus. Deine Füße sind so warm, dass sie an der Luft trocknen. Wenn du magst, gehe barfuß weiter oder aber ziehe die Strümpfe und Schuhe wieder an. Halte es ganz genauso, wie es sich für dich gut anfühlt. Gehe noch weiter an deinem Bach entlang. Spüre dabei, wie dein Atem vollkommen frei und langsam fließt. Ganz genauso, wie das Wasser den Bach entlangfließt, fließt auch dein Atem. Deine Atmung ist ganz langsam und ganz tief. Dabei brauchst du gar nicht nachzuhelfen, weil alles ganz von allein passiert. Atme dreimal tief ein und aus. Ein erstes Mal ein… Du bist ganz ruhig. Und wieder aus… Ein zweites Mal ein… Dein ganzer Körper ist angenehm warm. Und wieder aus… Und noch einmal ein… Dein Atem fließt von ganz allein. Und wieder aus… Sieh zu, wie der Bach langsam versiegt.

Der Rest des Wassers scheint im Boden zu versinken. Nun bist du wieder ausschließlich von deinen riesigen mammuthaften Bäumen umgeben. Als du an einem Baum nach oben schaust, entdeckst du ein wunderschönes Tier. Es liegt auf einem der kräftigen Äste deines Baumes. Es ist ein Tier, wie du es nur hier in deinem Dschungel entdecken kannst. Sanft schwingt die große Katze ihren Schwanz hin und her. Du schaust zu ihr auf in ihre warmen Augen. Mit ihrem Blick gibt dir die Katze zu verstehen, dass sie ganz entspannt ist und hier oben bleiben wird. Sie ist ein liebes Tier und von dem Moment an, in dem sich eure Blicke begegnen, mit dir verbunden. Schaue, wie das Fell der großen Katze im Licht der Sonne schimmert. Ob sie die Wärme ganz genauso genießt wie du eben gerade? Das Fell ist gelblich und bedeckt von braunen Flecken. Gehe dichter an den Stamm deines Baumes heran. Klettere nun langsam daran herauf. Du bist stark und kräftig und die Rinde des Baumes ist so rau, dass du dich mühelos an ihr festhalten kannst.

Klettere weiter und noch ein Stück weiter, bis du schließlich bei dem Ast angekommen bist, auf dem die große Dschungelkatze liegt. Setze dich mit dem Rücken zum Stamm auf den Ast und schaue die Katze an. Nicke ihr zu. Du möchtest ihr zu verstehen geben, dass sie näher kommen darf. Sieh ihr dabei zu, wie sie aufsteht und langsam auf dich zukommt. Du hörst bereits ihr tiefes, angenehmes Schnurren. Der Ast, auf dem du sitzt, schwingt bei jedem Schritt der Katze ein ganz klein wenig. Aber das ist in Ordnung, denn du sitzt ganz sicher auf dem Ast und bist ganz und gar ruhig. Mit dem Schnurren überträgt die Großkatze noch mehr Ruhe auf deinen Körper. Als sie vor dir steht, gibt sie dir Zeit, um sie ganz in Ruhe zu betrachten. Ihre Augen sind voller Vertrauen und ihr Schnurren strahlt vollkommene Ruhe aus. Der Körper der Katze ist drahtig und voller Stärke. Die Katze steht vor dir und gibt dir so viel Zeit, wie du brauchst, um Vertrauen zu ihr zu fassen.

Wenn du so weit bist, streiche der Dschungelkatze mit den Fingerspitzen über das weiche Fell. Es gibt unter deinen Fingern nach, die vom Schnurren des Tieres zu vibrieren beginnen. Und du bist noch immer ganz ruhig und tief entspannt. Lege nun deine Hände auf den Brustkorb des Tieres. Streichle sanft auf und ab und spüre, wie sich das Fell unter deinen Händen anfühlt. Die Katze legt sich zu dir nieder und genießt deine Streicheleinheiten sichtlich. Spüre, wie das Herz der Katze kräftig und langsam pocht. Spüre auch deinem Herzen nach. Du bist ganz und gar entspannt und dein Herz klopft langsam und kräftig. Lasse dein eigenes Herz und das Herz der Katze eins werden, indem du deinen Herzrhythmus auf den der Großkatze überträgst. Spüre euren gemeinsamen Takt, während du ganz nah bei der Katze sitzt und deine Hände auf ihrem Brustkorb liegen. Nach und nach scheint ihr beiden eins zu werden – so, als ob ihr schon immer miteinander vertraut gewesen wärt.

Spüre dem Klang eures Herzens noch weiter nach, während die Katze dich an ihrer Seite hat. Langsam schließt das Tier die Augen und schläft an deiner Seite ein. Ob sie dich in ihren Träumen wiedersieht?

Spüre den tiefen Atem der Katze und sei ruhig, ganz ruhig. Löse dich nun langsam von der Großkatze und lasse dich am Stamm deines Baumes hinabgleiten. Winke der Katze zum Abschied zu. Ganz bestimmt kann sie es in ihren Träumen sehen. Gehe weiter und sieh dich zu allen Seiten um. Vielleicht entdeckst du noch etwas, das du immer schon einmal sehen wolltest? Zum Beispiel dort – ganz oben in den Baumkronen sitzen Vögel, wie du sie noch nie vorher gesehen hast. Es sind Vögel, die in allen Farben schimmern. Siehst du den großen Vogel dort mit den strahlend gelben Federn? Er schaut mit aufmerksamen Augen zu dir herunter. Fast scheint es so, als würde sein oranger Schnabel dir freundlich zulächeln. Winke ihm zu. Siehst du, wie er dir mit seinem Flügel zurückzuwinken scheint?

Schaue dir auch den Vogel an, der neben ihm sitzt. Er hat tiefschwarze Federn. Doch wann immer er sich bewegt und das Sonnenlicht auf ihn trifft, beginnen seine Federn, zu schimmern. Schaue, wie sie in einem satten Dunkelblau und dann wieder in einem Tiefviolett aufblitzen. Wirf noch einen Blick auf die anderen Vögel. Schaue dir die vielen bunten Farben an. Sieh, in welchen Größen sie daherkommen. Einige von ihnen sind so klein, dass du sie kaum bemerkst. Andere sind so groß, dass sich die Äste unter ihnen zu biegen scheinen. Und während du die Vögel ansiehst, bist du vollkommen ruhig und ganz und gar entspannt. Höre das Strömen des Baches in der Ferne. Lasse ein weiteres Geräusch entstehen. Denn ganz langsam beginnt der Regen, zu prasseln. Du hörst ihn in den Baumkronen, noch bevor du die ersten Tropfen spürst.

Sie fühlen sich angenehm warm auf deiner Haut an. Einen so schönen, warmen Regen hast du noch nie zuvor erleben können. Spüre, wie die Tropfen auf deinem Kopf und deinen Schultern aufkommen, bevor sie an deinem Körper herunterlaufen. Du brauchst dich nirgends unterzustellen, weil sie sich warm und sanft anfühlen. Rieche den Duft, den sie auf dem warmen Dschungelboden verströmen. Riechst du, wie der Waldboden einen warmen, sandigen Geruch verströmt? Atme diesen Duft des Sommerregens tief ein… Und wieder aus… Ein weiteres Mal ein… Und wieder aus… Und noch einmal ein… Und wieder aus… So wie der Regen gekommen ist, verschwindet er auch wieder. Erst werden es weniger Tropfen, dann ist es nur noch ein leichtes Pladdern. Und dann hört auch dieses auf. Jetzt ist nur noch das Rauschen des Baches in der Ferne zu hören. Suche dir eine Lichtung, um dich in der Sonne zu trocknen.

Gehe dafür ein Stückchen weiter. Sieh dir den Dschungelboden in der Ferne an. Irgendwo muss ein Fleckchen sein, das heller ist als der Rest des Bodens. Das ist die Stelle, an der die Sonnenstrahlen durch das Blätterdach brechen. Dort hinten hast du die Stelle entdeckt. Gehe langsam auf sie zu. Du kommst an der lichten Stelle an und schaust nach oben. Die Sonne steht hoch über dir am Himmel. Lege dich auf dem Rücken auf die Lichtung und lasse dich langsam von der Sonne trocknen. Schließe hierfür die Augen. Du bist in vollkommener Ruhe. Die Sonne scheint ganz warm auf deinen Bauch. Dein Bauch nimmt die Wärme ganz und gar auf und fühlt sich mollig warm. Du liegst im Licht der Sonne und genießt nur diesen Moment. Du lauschst den Tieren in der Ferne, die du besuchen möchtest. Stelle dir vor, welche Tiere das sein könnten. Zu allen wirst du Vertrauen haben – ganz genauso wie die Großkatze und die Vögel, die du begrüßen durftest.

Spüre das Sonnenlicht, das deinen Bauch wärmt. Rieche den Dschungelboden, der noch immer den Duft des Regens verströmt. Höre auch den Bach, der dich in der Ferne begrüßt. Lasse in deinem Kopf jedes Geräusch, jeden Geruch und jedes Bild entstehen.

Du kannst so viele Begegnungen mit allen Tieren haben, die du dir wünschst. Du darfst bis in die Baumwipfel klettern und den Dschungel von oben anschauen. Wenn du möchtest, darfst du einfach hier liegen bleiben und genießen, wie dein Bauch vollkommen sonnenwarm ist. Du hast unendlich viele Möglichkeiten und kannst dir deinen Dschungel so gestalten, wie du möchtest. Denn es ist ganz allein dein Dschungel und er hört nur auf dich. Erforsche ihn und lerne ihn noch besser kennen. Ganz genau jetzt ist die Zeit dafür. Und du bist ruhig, ganz ruhig. Vollkommen ruhig!

VON ABSCHIEDEN UND TRÄUMEN

Es ist Abend geworden und bald beginnt die Nacht. Das ist völlig okay, denn es hat sich schon jetzt eine angenehme Ruhe über dich gelegt. Du hast sie in dir aufgenommen, während du dich für das Schlafen vorbereitet hast. Mit dem Zähneputzen bist du schwerer und ruhiger geworden. Du warst auf der Toilette und hast für einen Moment ganz ruhig dagesessen. Dann hast du dir die Kleidung des Tages ausgezogen und dir deine Schlafkleidung angezogen. In diesem Moment bist du noch ein wenig ruhiger geworden. Du bist in dein Bett hineingekrochen und hast dich hingelegt. Das weiche Kissen liegt unter deinem Kopf. Vielleicht hast du deinen Kopf aber auch auf ein Kuscheltier gebettet. Oder liegst du am liebsten ganz flach mit dem Kopf auf der Matratze? Vielleicht liegst du auf der Seite und hast die Beine angezogen. Oder aber du liegst auf dem Rücken und blickst noch ein wenig zur Zimmerdecke. Magst du lieber auf dem Bauch liegen und die Matratze an deiner Brust und deinen Oberschenkeln spüren? Es ist nicht wichtig, wie du liegst.

Ruckle dich gerne noch ein wenig zurecht und werde ganz ruhig, ganz ruhig. Die Matratze schmiegt sich ganz wunderbar an deinen Körper an. Sie gibt dir Halt, ist aber gleichzeitig weich genug, damit du ein wenig in sie einsinken kannst. Spüre, wie dein Körper ganz weich wird und in sie hineinsackt. Jeder einzelne Muskel darf weich werden und loslassen. In diesem Moment ist nichts wichtig. Du bist vollkommen ruhig und der Tag ist vergangen.

Vieles ist heute passiert. Ganz bestimmt hast du Dinge erlebt, die sich nicht schön angefühlt haben. Das ist in Ordnung. Möglicherweise bist du ungerecht behandelt worden. Vielleicht hast du Fehler gemacht. All das hat Gefühle in dir ausgelöst, die du am liebsten loswerden möchtest. Die Gefühle sind in Ordnung. Sie begleiten jeden von uns an jedem einzelnen Tag. Jedes einzelne Gefühl ist wichtig und darf gefühlt werden. Doch nicht in diesem Moment. Denn der Tag ist vergangen und die Gefühle, die du nicht magst, sind vorüber. Stelle dir in Gedanken einen schlaffen Luftballon vor. Die Farbe darfst du dir aussuchen. Es ist dir selbst überlassen, wie dein Luftballon aussehen soll. Puste ihn nun auf. Kräftig und noch kräftiger. Alle Gefühle des Tages, die du jetzt nicht mehr brauchst, pustest du hinein. Denn in diesem Moment sind sie nicht mehr wichtig. Puste den Luftballon kräftig auf und noch ein wenig kräftiger. Mache anschließend einen Knoten in das Ende des Ballons. Der Knoten ist ganz fest und hält die Situationen, die nicht schön waren, zusammen.

Du darfst mit dem Luftballon machen, was du magst. Vielleicht bringst du ihn in Gedanken nach draußen in die Garage, damit diese Gefühle heute Nacht von dir getrennt sind. Denn jetzt brauchst du sie nicht. Oder aber du wirfst den Luftballon aus dem Fenster, damit der Wind ihn wegträgt. Wenn du magst, darfst du den Luftballon auch deinen Eltern geben, damit sie ihn verstecken. Nimm dir ein wenig Zeit, um zu entscheiden, wie du mit deinem Luftballon umgehen magst. Ich zähle ganz langsam bis drei, damit du ihn so verstauen kannst, wie es sich für dich richtig anfühlt. Eins... Zwei... Drei... Dein Luftballon ist jetzt dort, wo du ihn hingebracht hast. Er hat alle Gefühle, die du nicht brauchst, mitgenommen. Es ist aber noch viel mehr heute passiert. Du hast Neues hinzugelernt. Du hast Freunde getroffen oder mit deinen Eltern gesprochen. Ihr habt gemeinsam etwas erlebt. Du hast auch Dinge alleine erledigt.

Hat dich heute etwas mit Stolz erfüllt? Vielleicht hast du etwas gemeistert, von dem du nicht dachtest, dass du es können würdest. Möglicherweise hast du dich in der Schule gemeldet und eine Antwort gegeben, auf die du stolz bist. Das ist in Ordnung. Lasse dieses Gefühl zu. Denn du bist etwas ganz Besonderes! Du bist wichtig und sehr wertvoll! Spüre in diesem Moment, wie der Stolz dich zum Lächeln bringt. Du bist angenehm ruhig, ganz schwer und Glücksgefühle durchströmen deinen Körper. Spüre, wie dir beim Gedanken an die schönen Dinge des Tages ganz wohlig warm wird. Die Wärme beginnt in deinen Fingerspitzen und greift auf deine Hände über. Spürst du, wie deine Hände vor angenehmer Wärme zu kribbeln beginnen? Nun wandert die glückliche Wärme weiter bis in deine Arme hinein. Deine Arme sind ganz und gar wohlig warm. Als Nächstes sind deine Füße dran.

Spüre das erste bisschen Wärme in deinem großen Zeh. Spürst du, wie er warm und immer wärmer wird? Die Wärme deines Glücksgefühls verteilt sich in den anderen Zehen und in deinen ganzen Füßen. Sie steigt in deine Beine hinauf, bis ganz oben zu deinem Po. Dein ganzer Körper ist schwer und ruhig. Deine Arme und deine Beine sind mollig warm. Auch der Rest deines Körpers wird nun immer wärmer und ist ganz und gar entspannt. Was hast du heute noch erlebt? Erinnere dich daran, wie du kräftig aufgelacht hast. Sieh dir selbst dabei zu, wie du heute gelacht hast. Bist du vor Freude umhergesprungen? Oder hast du dich eher leise in dich hineingefreut? Lasse das Gefühl des Glücks deinen Körper durchströmen. Es macht dich noch ein wenig wärmer. Du bist ganz ruhig und dein ganzer Körper ist muckelig warm. Deine Aufgabe ist es nun, das Glück zu verteilen. Es soll sich von deinen Haarspitzen bis in deine Zehen ausbreiten. Dein Glück hat eine ganz bestimmte Farbe.

Welche Farbe ist deine persönliche Glücksfarbe? Stelle sie dir gut vor. Ganz bestimmt hat dein Glück auch einen wunderbaren Geruch. Wonach riecht dein Glück? Es kann jeden Duft annehmen, den du magst. Stelle dir deine Glücksfarbe gut vor. Nimm den Geruch des Glückes jetzt tief in dir auf. Mit jedem Atemzug, den du nimmst, fließt das Glück in dich hinein. Du bist vollkommen ruhig und dein Atem geht ganz von allein. Tief und regelmäßig sind deine Atemzüge. Du brauchst sie nicht lenken, sie fließen ganz genauso, wie es richtig ist. Stelle dir mit jedem Atemzug vor, wie dein Glück sich in deinem Körper verteilt. Wie oft du einatmest, bestimmt dein Körper ganz allein. Du steuerst nichts, weil du weißt, dass dein Körper alles richtig macht. Zuerst fließt das Glück durch deinen Mund oder deine Nase nach oben in Richtung deiner Haarspitzen. Siehst du, wie es dich erfüllt? Wie ein Glückslicht breitet es sich nach oben aus und gibt dir Kraft.

Wenn das Glück sich bis in deine letzte und längste Haarsträhne ausgebreitet hat, wirf einen Blick weiter nach unten. Mit deiner ruhigen und entspannten Atmung verteilst du das Glück auch in den Rest deines Körpers. Atme mit jedem Atemzug den Duft deines Glückes ein und verteile damit die Farbe deines Glückes in dir. Siehst du, wie sich dein Brustkorb langsam mit deinem Glücksgefühl füllt? Es ist ein warmes, wohliges und beruhigendes Glück, das sich ausbreitet. Und deine Atmung fließt ganz von allein. Das Glück wandert auch in deine Arme. Erst in die Oberarme, dann in die Unterarme. Schließlich wandert es in deine Hände bis in deine Fingerspitzen. Von deinem Brustraum aus atmest du den Duft deines Glückes auch in deinen Bauch hinunter. Ganz von allein verteilt deine regelmäßige Atmung dein Glück. Dein Rücken und dein Bauch füllen sich und du spürst, wie sich auch diese Teile deines Körpers mehr und mehr entspannen. Auch dein Po wird nun vom Glücksgefühl durchflutet.

Es wandert weiter hinunter bis in deine Oberschenkel, deine Unterschenkel und deine Füße. Wenn das Glück bis in deine Zehen hineingewandert ist, atmest du noch dreimal tief ein und aus. Gib nicht den Rhythmus vor, denn deine Atmung macht es von ganz allein. Atme einmal ein… Und wieder aus… Ein zweites Mal ein… Und wieder aus… Ein drittes Mal ein… Und wieder aus… Du bist ganz und gar ruhig. Dein Körper ist mollig warm. Dein Atem fließt von alleine und ein wohliges Glück hat sich über dich gelegt. Spüre einen Moment das sanfte Pochen deines Herzens. Es pocht für jeden schönen Moment, den du heute gesehen hast. Dein Herz klopft kräftig und regelmäßig und du bist ruhig, ganz ruhig. Spüre, wie dein Herzchen in deinem Körper einen Tanz aufführt. Es klopft einen angenehmen Takt – ganz regelmäßig und ganz kräftig. Dein Herzklopfen ist die Kraft, die du heute entwickelt hast.

Denke an die Situationen, in denen du stark warst. Vielleicht hast du dich getraut, etwas Neues zu probieren. Oder du hast laut „NEIN“ gesagt. Möglicherweise hast du dich auch ganz offen gezeigt. All das hat dich heute stark gemacht. Nimm dir ein wenig Zeit, um diese Stärke in dir zu spüren. Du bist vollkommen ruhig und dein Herz klopft kräftig und langsam. Es zeigt dir die Kraft, die in dir steckt. Es zeigt dir, wann du heute deine eigene Stärke genutzt hast. Bevor du ins Reich der Träume wanderst, darfst du die schönen Momente des Tages noch einmal festhalten. Nimm dir hierfür in Gedanken eine Kamera. Mache ein Foto von einem Moment, in dem du dich heute gefreut hast. Vielleicht hast du eine schöne Blume oder ein interessantes Tier gesehen. Vielleicht hast du einen Freund getroffen oder einen schönen Moment mit deiner Familie erlebt. Klick. Das Foto ist im Kasten. Die Kamera druckt es direkt aus, sodass du das Bild bereits in deinen Händen hältst. Suche nach einer weiteren Situation, in der du dich gefreut hast. Klick. Und schon ist das Bild bei dir.

Wie ist es mit einem Moment, in dem du stolz auf dich gewesen bist? Wo hat er sich heute befunden? Was hast du geschafft, gesagt oder getan, was dich stolz gemacht hat? Hast du deine Hausaufgaben besonders schnell erfüllt? Hast du dich getraut, etwas zu sagen, was du dich bisher nicht getraut hast? Bist du über dich hinausgewachsen? Oder hast du im Laufe des Tages Momente der Ruhe gefunden, die dir neue Kraft geschenkt haben? Worauf bist du stolz? Klick! Das Bild wird gedruckt. Und noch ein zweiter Moment. Wann warst du heute noch stolz auf dich? Klick! Da ist das Bild. Suche einen weiteren Moment. Es ist ein Moment deiner eigenen Stärke.

Was hast du heute besonders gut gemacht? Wann hast du dich stark gezeigt? Klick! Da war der Moment auch schon. Und wo ist der zweite Moment? Klick! Die Bilder werden gedruckt und liegen in deiner Hand. Nimm dir noch einen Moment Zeit, um Momente zu fotografieren, die heute wichtig für dich waren. Du hast Zeit, bis ich langsam bis drei gezählt habe. Mache dabei so viele Bilder, wie du magst. Eins… Zwei… Drei… Lege die Kamera neben dich. Halte die Bilder gut fest. Es sind deine Glücksmomente. Lege die Bilder auf deinen Bauch. Halte sie, als wären sie ein Kuscheltier, das du an dich drücken magst. Du bist ganz entspannt. Die schönsten Momente deines Tages wärmen deinen Bauch. Spüre, wie deine Tageserlebnisse deinen Bauch mollig warm machen. Fast ist es, als läge ein Wärmekissen auf deinem Bauch. Doch es ist kein Kissen. Es sind die Momente, die dich heute ein wenig größer gemacht haben. All diese Situationen machen deinen Bauch warm, wärmer, schlafwarm. Spüre, wie die Schlafwärme sich ausbreitet. Du bist ganz ruhig und vollkommen zufrieden. Der Tag ist vorüber und die schönen Momente trägst du in diesem Moment in Form von Fotos auf deinem Bauch. Und die Kamera liegt neben dir. Gleich, wenn du zu träumen beginnst, bleibt die Kamera bei dir. Und jeder Traum, der dir gefällt, bekommt ein Foto. Klick!

Die Fotos deiner Träume dürfen sich zu den Fotos deines Tages auf deinen Bauch legen. Es sind deine Momente. Es sind deine Glücksgefühle. Es ist dein Leben als ganz besonderes, wundervolles Kind. Und du bist ganz entspannt, vollkommen ruhig, zufrieden und kommst langsam, ganz langsam im Traumland an. Klick!

EIN GANZ BESONDERER FREUND

Der Tag ist vorüber und die Nacht ist angebrochen. Spürst du, wie der Tag nach und nach immer müder geworden ist? Die Schatten der Bäume und Häuser sind lang und länger geworden. Es sind weniger Autos unterwegs als noch vor einigen Stunden. Vielleicht ist der Himmel schon dunkler geworden und möglicherweise hat sich auch die Sonne schon zur Ruhe gelegt. Ganz genau wie du. Auch du legst dich nun zur Ruhe. Du liegst in deinem kuschelweichen Bett. Vielleicht ist die Decke noch kühl, vielleicht hast du sie auch schon warmgekuschelt. Hast du deine Augen geöffnet oder sind sie schon geschlossen? Falls du sie offen hast, dann lasse sie jetzt gerne zufallen. Denn hinter deinen Augenlidern möchte eine Geschichte erzählt werden.

Es ist die Geschichte einer Freundschaft, die kein Mensch bisher gesehen hat. Also: Schließe die Augen, mein Menschenkind. Denn nun wirst du ein ganz besonderes Wesen kennenlernen. Lege dich ganz gemütlich hin. Und du bist vollkommen ruhig. Deine Arme liegen ganz entspannt an deiner Seite. Deine Beine sind völlig ruhig. Sie brauchen dich heute nicht mehr tragen. Auch der Rest deines Körpers liegt warm und eingekuschelt in deinem Bett. Lasse vor deinem inneren Auge eine Wiese entstehen. Deine Wiese ist sattgrün. Wenn du eine Kuh wärst, würdest du sofort hineinbeißen, so saftig sieht das Gras aus. Streiche mit deinen Fingern über deine Wiese. Spürst du, wie das Gras dich kitzelt?

Auch der Duft deiner Wiese ist verlockend. Sie riecht ein wenig süßlich, aber dennoch ganz frisch. Atme den Duft dreimal tief durch die Nase ein. Ein erstes Mal ein... Und wieder aus... Ein weiteres Mal ein... Und wieder aus... Und ein drittes Mal ein... Und noch einmal aus... Als Nächstes wachsen wunderschöne Blumen auf deiner Wiese. Vielleicht hast du eine Lieblingsblume? Lasse sie direkt vor dir wachsen. Schaue zu, wie sie groß und größer wird. Welche Farbe hat diese Blume? Schaue sie dir ganz genau an. Und du bist ruhig und vollkommen entspannt. Lasse deinen Blick nun von deiner Blume weiter über die Wiese wandern. Überall entstehen neue Blumen.

Du darfst selbst entscheiden, ob es alles die Gleichen sind oder ob deine Blumenwiese in den buntesten Farbvariationen erscheint. Nimm so viele Blumen hinzu, wie du magst. Die Entscheidung liegt ganz und gar bei dir. Zum Duft des Grases ist nun blumiger, frischer, süßlicher Duft hinzugekommen. Ein weiteres Mal atmest du auch diesen Duft ganz tief ein. Ganz tief ein... Der Duft verteilt sich von deiner Nase aus in deinem ganzen Körper. Und wieder aus... Und du bist ruhig, ganz ruhig. In dem Moment, in dem du deine Blumenwiese noch immer beobachtest, gerät diese in eine sanfte Bewegung. Fast ist es so, als würde ein Windzug über sie streifen. Als Nächstes siehst du den Schatten, der sich über deiner Wiese ausbreitet. Automatisch gleiten deine Augen nach oben zum Himmel. Lautlos fliegt etwas über dir entlang. Es ist groß und haarig. Es hat Flügel und fliegt in einer ganz geschmeidigen Bewegung weiter. „Warte!", rufst du dem fliegenden Tier zu. Denn du weißt ganz genau, dass dir eine ganz besondere Begegnung bevorsteht. Für einen kleinen Moment gerät die fließende Bewegung des Wesens ins Stocken. Dann dreht es im Flug um und schaut dir in die Augen. Die Augen des Flugdrachens sind dunkelbraun – fast wie geschmolzene Schokolade.

Das Wesen hat einen weichen, liebevollen Blick und kommt nun immer näher. Du bist vollkommen entspannt. Denn die Augen des Drachens sind so butterweich, dass du dich schon jetzt sicher und geborgen fühlst. Mit einer geschmeidigen Bewegung landet der Drache neben dir auf deiner Wiese. Ohne Umschweife legt er sich ins Gras. Sein liegender Körper ist ganz genauso hoch, wie du es bist. Aber er ist viel, viel, viel länger. Schaue dir das Tier ganz genau an. Beginne bei seinen wunderschönen, schokobraunen Augen, die dich noch immer treu ansehen.

Die schwarze Nase hat feine Linien, den Mund hält der Drache geschlossen. Und du bist ruhig, vollkommen ruhig. Das Fell des Drachen schimmert honigfarben in der Sonne. Er hat vier Beine, die er eng an seinen Körper geschmiegt hält. Der Körper des Wundertieres ist lang und länger. Am Ende befindet sich ein Schwanz, der um den Körper herum eingewickelt daliegt. Traue dich. Gehe einen Schritt dichter an den Drachen heran. Du bist vollkommen ruhig. Ganz genauso ruhig wie der Drache, der scheinbar bewegungslos vor dir liegt. Greife mit deinen Händen in das Fell des Drachen. Hoppla. Deine Arme versinken in dem weichen, tiefen Fell des besonderen Wesens. Bis zu den Ellenbogen bist du in die warmen Haare hineingetaucht. Spüre, wie die Wärme des Fells auch auf deine Arme übergreift. Während du mit den Händen über den Körper des Drachen streichst, wärmt das dichte Fell deine Arme. Du bist vollkommen ruhig und deine Arme sind wunderbar warm.

Schaue dem Tier in die Augen, während du es streichelst. Es hat seinen Kopf in deine Richtung gedreht, sodass ihr euch gegenseitig ansehen könnt. Erkenne das Angebot, das im Blick deines Drachen steckt. Er zeigt dir, dass du aufsteigen darfst. Setze ein Bein nach vorne und tritt vorsichtig in das Fell hinein. Hebe die Arme und halte dich am Rückenfell deines Drachen fest.

Mache dir keine Sorgen. Das Fell ist so dicht, dass dein Drache gar nichts von deiner Anstrengung spürt. Schau: Er streckt eines seiner Beine nach dir aus, damit du ein Bein hinaufsetzen kannst. Mit einem leichten Stupser hilft dir dein Drache dabei, auf seinem Rücken Platz zu nehmen. Bleibe einen Moment so sitzen. Spüre, wie ruhig du bist. Du bist vollkommen entspannt. Deine Arme sind noch immer im Fell versunken und mollig warm. Auch deine Beine werden jetzt warm und wärmer. In wenigen Sekunden sind sie genauso angenehm warm wie auch deine Arme. Du bist vollkommen ruhig und deine Arme und deine Beine sind wunderbar warm. Lasse dir ein wenig Zeit, um dich an diese wundervolle Situation zu gewöhnen.

Halte dich im Fell deines Drachen fest und genieße den Moment, der so noch nie dagewesen ist. Schaue dem Wesen dann in die Augen. Denn du bist jetzt bereit für einen kleinen Flug über deine Blumenwiese. Du weißt ganz genau, dass du vollkommen sicher bist. Du bemerkst nicht einmal, wie dein Drache aufsteht, so gleitend sind seine Bewegungen. Das magische Wesen nickt dir noch einmal zu und dreht dann den Kopf nach vorne. Spüre den Atem des Tieres unter dir, während es sich für den Flug bereitmacht. Du und dein Drache seid vollkommen ruhig. Die Atmung des Wesens ist regelmäßig und tief. Du spürst, dass es keinen Atemzug lenkt. Jeder Atemzug kommt von ganz alleine. Ohne nachzudenken, übernimmst du die gleiche Atmung, wie du sie bei deinem Drachen beobachten kannst. Du spürst, wie sich eure Brustkörbe gleichzeitig dehnen, wenn die Atemluft ganz von alleine hineingesogen wird.

Du spürst, wie eure Brustkörbe gleichzeitig flacher werden, wenn die Atemluft ohne Druck herausströmt. Du bist vollkommen ruhig und deine Atmung fließt ganz von allein. Sie ist langsam und regelmäßig. Schaue zu beiden Seiten deines Drachen. Siehst du, wie seine Flügel sich in Bewegung setzen?

Während sie anfangen, auf- und abzuschwingen, kannst du erst erkennen, wie groß sie wirklich sind. Die riesigen Flügel des Drachen schwingen in kräftigen Bewegungen auf und ab und auf und wieder ab. Genauso regelmäßig wie deine Atmung bewegen sich die Flügel ganz von allein und völlig ohne Anstrengung. Langsam heben die Flügel deines Drachen euch zusammen in die Lüfte. Ihr steigt hoch und höher und noch ein wenig höher. Und du bist vollkommen sicher, denn du bist sicher und getragen. Deine Blumenwiese wird unter euch klein… kleiner… winzig klein… Aus der Ferne sehen deine Blumen nur noch aus wie winzige bunte Tupfer in einem Meer aus sattem Grün. Löse deinen Blick von deiner Wiese und schaue nach vorn. Dein Drache hat seinen gewaltigen Kopf kurz in deine Richtung gedreht, um sich zu versichern, dass du dich rundum wohlfühlst. Nicke ihm zu, um ihm zu zeigen, dass es dir gut geht. In ruhigen Bewegungen fliegt ihr gemeinsam durch die Lüfte.

Lege dich nach vorne, um dich an dein Wunderwesen zu kuscheln. Spüre das Fell unter deinem Bauch. Es fühlt sich warm und wunderbar weich an. Spüre den Herzschlag deines Tieres. Es klopft ganz ruhig und kräftig. Und du bist ruhig und ganz und gar entspannt. Auch dein Herz pocht langsam und kraftvoll. Eure beiden Herzen finden denselben Takt. Mit ruhigem Klopfen werden eure Herzen eins. Du bist vollkommen ruhig und dein Herz klopft kräftig und langsam. Wenn du dich wieder aufrichtest, bleibt dein Herzschlag im Takt, den dich und deinen Drachen miteinander vereint. Schaue dich in Ruhe um. Siehst du, wie weit weg ihr von der Erde unter euch seid? Du bist ganz ruhig und getragen und fühlst dich rundum wohl. Schaue einmal nach oben. Siehst du, wie dicht ihr an einer Wolke vorbeifliegt? Du lachst auf. Noch nie in deinem Leben warst du einer Wolke näher als dem Boden.

Der Drache bemerkt deine Veränderung sofort. Er weiß ganz genau, was dich zum Lachen gebracht hat, und beginnt schon, Ausschau nach der nächsten Wolke zu halten. Dort vorne, nicht weit von euch, türmt sich eine Wattewolke auf. Der Drache steuert genau darauf zu und schon im nächsten Moment seid ihr dort. Du und dein Drache fliegt mitten durch den wattigen Bausch hindurch. Wie Zuckerwatte bleiben Wolkenfäden in dem langen Fell deines Drachen hängen. Du musst erneut lachen, weil schaumige Wattewolkestückchen auch in deinem Haar hängenbleiben. Es ist fast so wie früher, als du dir Badewannenschaum auf die Haare geschmiert und ganz verschiedene Frisuren ausprobiert hast. Du schüttelst deinen Kopf einmal kräftig, um die letzten Reste Wattewolke loszuwerden. Auch durch den Körper deines Drachen geht ein Zittern.

Die letzten Wattefusseln fallen auch von ihm ab. Ganz vorsichtig hebt dein Drache ein Bein in Richtung seines Rückens – so, als würdest du deinen Arm auf deinen Rücken legen. Das Wunderwesen hält dich für einen Moment ganz fest, während es einen Looping durch die Luft dreht. Das Ganze ging so schnell, dass du gar nicht wusstest, was passieren würde. In einem Moment hattest du den Himmel und die Sonne noch über dir und die Erde darunter. Im nächsten Moment war es genau umgekehrt. Und genauso schnell warst du auch schon wieder richtig herum. Magst du mit deinem Drachen einen weiteren Looping machen? Entscheide selbst. Du siehst, wie die Sonne in der Ferne langsam zu sinken beginnt. Die Zeit vergeht so schnell, wenn man sich wohlfühlt und etwas Besonderes erlebt. Setze dich noch einmal ganz gerade hin, um die letzten Sonnenstrahlen einzufangen. Die Sonne scheint auf deinen Kopf und auf deinen Bauch. Du bist vollkommen ruhig und dein Bauch wird warm und ganz sonnenwarm. Genieße diesen Moment, in dem dein ganzer Körper von der Körperwärme des Drachen und den letzten Sonnenstrahlen angewärmt ist.

Du bist vollkommen ruhig und ganz und gar entspannt. Behalte diese Ruhe und diese Wärme in dir, wenn du deinen Drachen langsam umdrehen lässt. Genauso sicher wie auf dem Hinweg trägt er dich zu deiner Blumenwiese zurück. Er sinkt tiefer und tiefer und die Wiese unter euch wird größer und größer. Die einzelnen Farbtupfer verwandeln sich beim Sinken wieder in die Blumen, die du heute gezaubert hast. Aus dem grünen Farbenmeer werden wieder einzelne Grashalme. Und schon setzt der Drache mit allen vier Beinen auf dem Boden auf. Es ist eine sanfte, angenehme Bewegung, als das Fliegen in ein langsamer werdendes Laufen übergeht und dein Drache schließlich ganz stehen bleibt. Ohne, dass du es bemerkst, legt das Tier sich wieder hin. Doch heute Abend steht kein Abschied bevor. Denn heute Abend habt ihr ein tiefes Vertrauen zueinander aufgebaut. Tue es also deinem Drachen gleich. Gleite von seinem Rücken herunter und lege dich neben ihn. Du spürst, wie das magische Wesen seinen Schwanz um dich herumwickelt.

Jetzt liegst du in einem Bett aus weichem, honigfarbenem Fell. Du bist sicher und geborgen und vollkommen ruhig. Spüre die tiefen Atemzüge deines Drachen, während er langsam neben dir in den Schlaf sinkt. Seine schokofarbenen Augen schließen sich. Das Tier sieht vollkommen entspannt aus und du spürst seinen warmen Atem auf deiner Haut. Schließe nun auch deine Augen. Gemeinsam gleitet ihr über in einen tiefen, erholsamen Schlaf. Und weil eure Herzen bereits im gleichen Takt schlagen und eure Atmung im selben Rhythmus fließt, werdet ihr ganz bestimmt auch die gleichen Träume haben. Träumt schön, Drache und Drachenreiter.

IM LAND DER FEEN UND ZWERGE

Der Tag war lang und ist nun zu Ende. Stelle dir noch einmal ganz genau vor, was du heute alles erlebt hast. Erinnere dich an die Momente des Morgens. Was ist vor der Schule passiert? Was hast du gefrühstückt und welche Kleidung hast du angezogen? Was hast du anschließend in der Schule erlebt? Habt ihr vielleicht eine Klassenarbeit geschrieben? Hattest du Spaß mit deinen Freunden? Und danach? Was gab es zum Mittagessen? Hat es dir geschmeckt oder hättest du dir lieber etwas anderes gewünscht? Vielleicht musstest du Hausaufgaben erledigen oder aber du hast den Nachmittag über gespielt, bist einem Hobby nachgegangen oder hattest eine Verabredung. Dann ist der Abend gekommen. Du hast gegessen, dich bettfertig gemacht. Vielleicht hast du noch eine Geschichte gelesen oder etwas anderes Schönes gemacht.

Danach bist du in dein Bett gekrabbelt. Hast du dich zugedeckt oder ist dein Zimmer ohnehin mollig warm? Du spürst die Matratze unter deinem Körper. Dein Körper schmiegt sich sanft an sie an und deine Muskeln werden weicher und weicher. Ihre Arbeit ist für heute getan. Sie dürfen nun ganz lockerlassen. Völlig entspannt liegst du in deinem Bett. All deine Erinnerungen an den Tag dürfen nun verblassen. Denn er ist vergangen und vorüber. Nichts, was dich gerade noch beschäftigt, ist wichtig. Öffne in Gedanken dein Fenster. Deine Gedanken sind Federn. Sie sind flauschig weich und weiß. Stelle dir vor, wie du deine Gedanken als Federn in der Hand hältst. Nimm einen tiefen Atemzug und puste deine Gedankenfedern aus dem Fenster hinaus.

Im Abendwind fliegen sie sanft und gleichmäßig davon. Aber in diesem Moment geschieht etwas Magisches. Denn eine Feder bleibt fest in deiner Hand kleben. Es ist eine Feder, die keinen Gedanken enthält. Schaue sie dir ganz genau an. Es ist eine ganz einfache, weiße Feder ohne jeglichen Gedanken. Und dennoch ist sie etwas ganz Besonderes. Es ist eine Zauberfeder, die den, der sie in der Hand hält, kleiner und immer kleiner werden lässt. Und da du es bist, der die Feder gerade hält, wirst auch du in diesem Moment klein, kleiner, winzig klein. Die Feder liegt nun nicht mehr in deiner Hand – im Gegenteil. Du hältst dich an der Feder fest. Als der nächste Windhauch aufkommt, trägt die Feder dich zum Fenster hinaus. Doch das ist in Ordnung. Denn wenn eine Feder dich in ein winziges Wesen verzaubert, dann hat sie ganz sicher einen Plan mit dir. Du brauchst dich gar nicht anzustrengen, um dich an der Feder zu halten. Es fühlt sich fast so an, als wärst du fest mit ihr verbunden.

Und so fliegst du vollkommen ruhig in der Luft – getragen vom warmen Abendwind und einer Feder, die den Weg zu kennen scheint. Gleite weiter und weiter. Und mit jeder Sekunde, die du schwebst, wirst du ruhiger und noch ein wenig ruhiger. Nach einer Weile ruhigen Schwebens erkennst du, wohin die Feder dich führt. Vor euch liegt ein Wald – ihr seid schon ganz dicht dran. Doch auch das ist vollkommen in Ordnung. Denn du erkennst auf den ersten Blick, dass es sich nicht um irgendeinen Wald handeln kann. Die Bäume scheinen von innen heraus zu leuchten und dir somit als Lichtquelle zu dienen. Und vor dem Wald steht ein Wesen, was du normalerweise als winzig betitelt hättest – wenn du nicht gerade selbst ein Winzling wärst. Du sinkst mit der Feder direkt neben dem Wesen zu Boden. Es zückt einen langen Stab, richtet ihn auf die Feder und schon wird die Feder in den Stab hineingesaugt.

Das Wesen vor dir ist ein winziger Zwerg. Und in der Hand hält er ganz offensichtlich einen Zauberstab. „Guten Abend", sagst du ganz selbstverständlich zu dem kleinen Zwerg. Doch der zückt nur seine Mütze und deutet eine kleine Verbeugung an. Fast ist es so, als hätte er bereits auf dich gewartet. In der Ferne ruft ein Uhu. Und als wäre dies ein Zeichen, nickt der kleine Zwerg und deutet an, ihm zu folgen. Du machst dich unmittelbar auf den Weg. Ganz ruhig und entspannt gehst du neben dem kleinen Zwerg her. Für einen winzigen Moment stellen sich die Härchen deiner Arme im Abendwind auf. Doch dieser Moment reicht nur für einen Wimpernschlag. Denn schon zückt der Zwerg seinen Zauberstab und richtet ihn auf deine Arme und Beine. Im selben Moment bedecken flauschige Stulpen mit Handschuhen deine Hände und Arme. Auch deine Beine sind umschlossen von wuschelig warmen Beinstulpen.

Spüre die Wärme, die sich ganz unmittelbar in deinen Armen und Beinen ausbreitet. Du bist vollkommen ruhig und entspannt und Wärme durchströmt deine Arme und Beine. Die Wärme wandert durch deinen ganzen Körper und du fühlst dich ganz und gar wohlig warm. Nicke dem Zwerg zum Dank zu. Ein weiteres Mal zieht er seine Mütze vor dir und deutet eine Verbeugung an. Als ihr weitergeht, zieht ein wunderbarer Duft an deiner Nase vorbei. Es ist dein absoluter Lieblingsduft. Riechst du, wie es ganz besonders köstlich duftet? Es ist fast, als würde der Duft dich magisch anziehen.

Atme ihn tief ein. Du bist vollkommen ruhig und mit jedem deiner Atemzüge fließt der Duft in dich hinein. Deine Atmung geht ganz ruhig und gleichmäßig. Ein... Der Duft zieht in deine Nase hinein. Und aus... Ein zweites Mal ein... Der Duft verbreitet sich in deinem ganzen Körper. Und wieder aus... Deine Atmung ist regelmäßig und fließt ganz von alleine. Ein... Dein ganzer Körper ist angefüllt mit deinem Lieblingsduft. Und wieder aus...

Der magische Zauberzwerg hat nun deine Richtung eingeschlagen und folgt dir. Ganz offenbar ist es genau das, was er wollte.

Gemeinsam durchquert ihr nun den Wald und der Duft wird intensiver und intensiver. Du bist vollkommen ruhig und entspannt und dein Atem geht ganz regelmäßig. Noch ein paar Schritte, dann erkennst du, wovon der Duft ausgegangen ist. Vor dir türmt sich ein mächtiges Schloss auf. Wenn du so groß gewesen wärst wie sonst, hättest du es vermutlich gar nicht gesehen, weil es in Wirklichkeit doch so winzig klein ist. Aber weil du selbst ein Winzling bist, kommt es dir vor, als würde es meterweit über dir aufragen. Und von diesem Schloss geht der köstliche Geruch aus. Als du einen Schritt näher herantrittst, erkennst du, dass dein Lieblingsduft nicht aus dem Inneren des Schlosses kommt. Das Schloss selbst verströmt diesen Duft, dem du nicht widerstehen konntest. Mit einem gleichmäßigen Surren öffnet sich das Tor, vor welchem du und der Zwerg stehen geblieben sind. Nur Sekunden später schwebt eine winzige Fee heraus. Sie trägt ein weites, aufgebauschtes Blütenkleid und eine kristallbesetzte Krone auf ihren blonden, langen Haaren. Dieses Mal deutet der Zwerg seine Verbeugung nicht nur an. Er sinkt so tief zu Boden, dass seine Nase den Waldboden zu küssen scheint. Ganz intuitiv tust du es ihm gleich. Denn vor dir schwebt ganz offensichtlich die Königin der Feen entlang.

Als du aufsiehst, ist die Fee in der Luft stehen geblieben. Nichts an ihrem Körper bewegt sich, außer ihre Flügel, die so rasch flattern, dass sie die Feenkönigin in der Luft halten. Mit einem leichten Kopfnicken deutet die Königin an, wieder aufzustehen. Auch der Zwerg kommt nun wieder aus der Verbeugung nach oben und lächelt die Fee an. Er nimmt dich bei der Hand und führt dich näher an sie heran.

Er übergibt deine Hand in ihre, dreht sich um, zückt ein letztes Mal unter einer angedeuteten Verbeugung seinen Hut und verschwindet. In wenigen Sekunden ist von ihm nichts mehr zu sehen. Du bist noch immer vollkommen ruhig. Auch die Feenkönigin ist ganz und gar entspannt und führt dich in das riesige Schloss hinein. Deine Füße gehen auf einem dichten, flauschigen Teppich entlang, während die Feenkönigin an deiner Seite schwebt. Sie nimmt dich mit hinein in ihre magische Welt. Während ihr einen langen Flur entlanggeht, erkennst du, dass die goldenen Wände zu pulsieren scheinen. Fast sieht es aus, als würde flüssiges Gold im Rhythmus eines Pulses durch die Mauern wabern. In diesem Moment fällt dir auf, dass es sich um den Rhythmus deines eigenen Pulses handelt. Spüre, wie dein Herz in dem Takt klopft, in dem das Gold der Wände pulsiert. Gehe den Flur weiter entlang und sieh dem Rhythmus deines Pulses zu. Du bist vollkommen ruhig. Und dein Herzklopfen ist gleichmäßig und kräftig.

Sieh, wie das Schloss in deinem eigenen Rhythmus zu pulsieren scheint. Gehe mit der Feenkönigin weiter und halte ihre Hand. Spüre, wie ihre zarten Finger deine umschließen. Am Ende des Flures ist eine Tür. Die Fee zückt ihren Zauberstab und ohne eine Berührung öffnet sich die Tür ganz von allein. Magisch schwingt sie sachte zu beiden Seiten auf. Du musst ganz kurz die Augen schließen. Denn das Sonnenlicht scheint hell durch die Tür hindurch. Eigentlich würdest du dich wundern, weil du doch weißt, dass der Nachtwind dich vor wenigen Minuten an diesen Ort getragen hat. Doch weil es ein ganz und gar magischer Ort ist, ist es völlig einleuchtend, dass die Sonne in das Schloss hineinscheint. Als du durch die Tür trittst, gerätst du dennoch ins Staunen. Denn es ist nicht nur das Sonnenlicht, welches sich an diesem magischen Ort aufhält – es ist die ganze Sonne. Ganz warm, rund und gelb liegt sie vor dir.

Du schaust die Fee fragend an. Und weil es eine magische Fee ist, zaubert sie dir die Antwort auf deine Frage direkt in deinen Kopf hinein. Du befindest dich an dem Ort, an den die Sonne geht, wenn sie in deiner Welt am Horizont verschwindet. Hier hat die Sonne ihr Bett gefunden, in welches sie sich in der Nacht zurückzieht. Wann immer du also die Sonne nicht mehr sehen kannst, befindet sie sich ganz genau hier – in der magischen Welt der Zwerge und Feen. Schaue dir die Sonne ganz genau an. So nahe warst du ihr noch nie. Und ganz genau wie du wurde auch die Sonne geschrumpft. Denn natürlich würde sie sonst nicht in dieses winzige Schloss hineinpassen, welches dir in diesem Moment so groß erscheint. Du weißt, dass es langsam Zeit ist, zu dir nach Hause zurückzukehren. Denn schließlich muss auch die Sonne schön schlafen, damit sie morgen weiter für dich scheinen kann. Genieße ein letztes Mal für diesen Abend das warme, goldene Licht auf deiner Haut. Spüre, wie die Strahlen der Sonne deinen Bauch wohlig warm machen. Du bist vollkommen ruhig und dein ganzer Bauch ist sonnenwarm. Die Wärme durchströmt deinen Körper und du fühlst dich rundum wohl.

Wünsche der Sonne eine schöne Nacht und gute Träume, bevor du dich umdrehst. Gehe an der Seite der Feenkönigin wieder den langen Flur entlang. Du siehst, dass die goldenen Wände noch immer im Takt deines Herzens pulsieren. Doch dieses Mal ist dir klar, dass die Farbe der Wände aus Sonnenlicht besteht. Auch der Duft des Schlosses ist der Duft der Sonne, der sich in deinen Lieblingsduft verwandelt hat. Gehe weiter, bis ihr zum Schlosstor ankommt. Tritt hinaus in den dämmerigen Wald. Schaue dir die magischen Bäume an, die, vom Sonnenlicht verzaubert, einen leuchtenden Weg für dich bilden. Drehe dich noch einmal zur Feenkönigin um. Verbeuge dich erneut vor ihr und mache dich dann auf den Weg zum Zauberzwerg.

Gehe hierfür den magisch leuchtenden Waldweg entlang. Dort vorne kannst du den Zwerg bereits entdecken. Als du bei ihm angelangt bist, zieht er ein letztes Mal für diesen Abend seine Mütze und deutet eine Verbeugung an. Danach zückt er den Zauberstab und lässt dir die Feder entgegenschweben, die dich sofort in die Luft hebt. Der warme Nachtwind trägt dich zurück zu deinem Fenster. In dem Moment, in dem deine Füße den Boden berühren, bist du wieder so groß wie immer. Du krabbelst in dein warmes, weiches Bett und hältst den Gedanken an diesen magischen Ort fest. Du bist vollkommen ruhig und ganz und gar entspannt. Denn heute hast du den verzauberten Ort kennengelernt, an dem die Sonne schlafen geht.

ZWEISAMKEIT

Du liegst in deinem Bett und bist vollkommen entspannt. Du spürst das weiche Kissen unter deinem Kopf und die Bettdecke, die dich mummelig einhüllt. Der Tag ist längst schlafen gegangen und hat der Nacht Platz gemacht, in die du sanft hinübergleitest. Lasse vor deinem inneren Auge einen bunten Zug an dir vorüberfahren. Der Zug trägt Bilder des vergangenen Tages. Sie zeigen dir alles, was heute geschehen ist. Sieh dir die Bilder an, ohne sie zu bewerten. In diesem Moment ist es ganz egal, ob es gute oder schlechte Momente sind. Denn schon im nächsten Moment sind sie in dem Zug an dir leise vorbeigerauscht. Lasse den Bilderzug nun langsam weiterfahren, bis auch der letzte Waggon an dir vorübergezogen ist.

Schaue dem Zug noch für einen tiefen Atemzug hinterher und lasse ihn in der Ferne kleiner und kleiner werden. Mit einem leisen Hupen von weither verabschiedet sich der Bilderzug von dir. Und du bist ruhig, ganz ruhig. Du spürst, wie sich dein Körper dem Bett mehr und mehr anpasst. Du sinkst ein Stückchen tiefer in die Matratze und bist vollkommen ruhig und ganz, ganz entspannt. Die Bettdecke passt sich jedem Zentimeter deines Körpers an und dein Kopf sinkt noch einen Hauch mehr in das Kissen hinein, während du vollkommen ruhig daliegst. Schicke nun deine Gedanken auf eine wunderbare Reise. Tritt hierfür aus deiner Haustür heraus und atme die angenehm kühle Nachtluft dreimal tief ein. Eins … Du spürst, wie die angenehme Kühle deinen Körper durchflutet. Zwei … Sie macht deine Gedanken frei und deine Sinne aktiv. Drei … Du fühlst dich vollkommen frei und angenehm leicht.

Wandere nun die Straße, in der du wohnst, entlang. Lasse die Häuser, an denen du vorbeikommst, verschwinden. An deren Stelle bilden sich Bäume, die immer dichter werden, je weiter du gehst. Auch die Lichter, die die Straße erleuchten, werden schwach und immer schwächer, bis nur noch der Mond die Straße erleuchtet. Lasse nun auch die Straße verschwinden und ersetze sie durch einen wunderbar weichen Waldweg. Ziehe die Schuhe aus und spüre den Waldweg unter deinen Füßen. Spürst du die Wärme, die der Boden gespeichert hat? Die angenehme Wärme krabbelt in deine Füße und steigt an deinen Beinen hoch. Du bist vollkommen ruhig und deine Füße und Beine sind wunderbar warm und wohlig. Setze nun auch die Hände auf dem Boden auf. Sogleich werden diese ebenfalls von der molligen Wärme durchströmt. Sie zieht über deine Handflächen bis hinein in deine Arme. Deine Hände und Arme sind warm, wohlig warm und du bist vollkommen ruhig.

Spüre dem Gefühl deiner warmen Füße, Beine, Hände und Arme hinterher. Angenehm breitet sich die Wärme in deinem ganzen Körper aus. Spüre nun, wie dein Körper sich auf magische Weise verändert. Bleibe hierfür auf den Händen abgestützt. Deine Füße und deine Hände verwandeln sich in wunderschöne, fellige Pfoten. Zuerst denkst du, es sind die Pfoten eines Hundes, doch dann spürst du, dass es in Wirklichkeit Wolfspfoten sind. Lasse nun das warme, kuschelige Fell auch am Rest deines Körpers wachsen. Es hat die Farbe, die du dir selbst wünschst. Deine Kopfform verändert sich und dir wächst eine zuckersüße Schnauze. Spüre, wie das Fell dich ein wenig in deinem Gesicht kitzelt. Vielleicht muss dein Wolfs-Ich auch einmal kurz niesen? Mit dem Nieser siehst du, wie die Atemluft in der kühlen Nacht ausgestoßen wird. Sie sieht aus wie ein winzig kleiner Nebel, der sich schon bald verflüchtigt. Schaue deinen nächsten Atemwolken hinterher.

Zuerst sind sie weißer Nebel und dann werden sie eins mit der umliegenden Luft, bis sie ganz und gar verschwunden sind.

Lasse deinen neuen Wolfskörper nun in einen langsamen Trab verfallen. Du spürst genau, dass es dich irgendwo hinzieht, auch wenn du noch nicht weißt, welcher Ort es ist, zu dem du laufen möchtest. Lasse dich ganz und gar von deinen Instinkten leiten. Wann immer du das Gefühl hast, im Wald abbiegen zu wollen, lasse dich führen. Denn du weißt ganz genau, dass du die richtige Richtung einschlägst. Während du läufst, siehst du für einen winzigen Moment die kleinen Atemwölkchen, die aus deiner Wolfsschnauze emporsteigen. Spüre, wie deine Atmung sich deinem lockeren Lauf anpasst. Atme ein und aus. Dein Körper spürt ganz genau, wie viel Luft er braucht, um gut versorgt zu sein. Spüre, wie deine Atmung und dein Körper völlig im Einklang funktionieren. Du bist vollkommen ruhig und dein Atem ist tief und fließt ganz von allein. Spüre, wie dein Körper ohne Anstrengung langsam weiterläuft. Deine Atmung ist regelmäßig und ohne jede Anstrengung. Sieh den Atemwölkchen hinterher, die du ausstößt. Auch deine Ausatmung fließt von ganz allein aus dir hinaus. In diesem Moment zieht es dich noch ein wenig mehr in eine ganz bestimmte Richtung.

Spüre gut nach, welche Richtung es ist, und entscheide dich für den Weg, den du nun langsam entlangläufst. Nimm den leichten Trab wahr, den du schon die ganze Zeit gewählt hast, und werde dir dann bewusst darüber, was dich so magisch anzieht. Weit in der Ferne vor dir riechst du das, was dich anzieht. Es riecht nach warmem, zotteligem Fell. Es riecht nach dem Hecheln eines größeren Wolfstieres. Du läufst einen Hauch schneller, um schnell bei der Wölfin zu sein, die schon sehnsüchtig auf dich wartet. Doch noch immer ist dein Lauf ganz und gar unangestrengt. Endlich kannst du das Tier in der Ferne erkennen.

Die Wölfin läuft nun ebenfalls auf dich zu. Sieh, wie sie dichter und dichter kommt, spüre ihre Freude, als sie endlich bei dir ist. Du weißt ganz genau, dass es deine Wolfsmama ist, die nun beginnt, dein Fell voller Freude sanft abzuschlecken. Sie begrüßt dich auf ihre wunderbare, kuschelige Art und bleibt ganz dicht an deiner Seite. Gehe nun langsam neben der Wolfsmama her. Spüre, wie ihr Herz dicht an deinem schlägt. Spüre den unterschiedlichen Takt eurer beiden Herzen. Ihres schlägt einen Hauch langsamer als dein eigenes. Doch langsam, ganz langsam, passen sich eure Herztöne magisch aneinander an.

Spüre das Pochen deines Herzens, welches sich in deinem Brustkorb ausbreitet. Du bist ganz ruhig und dein Herz pocht in deinem eigenen angenehmen Rhythmus. Gehe weiter neben deiner Wolfsmama her, die dich tiefer in den muckeligen Wald hineinführt. Je dunkler es wird, desto besser spürst du dein Herz ganz von allein klopfen. Dein Herz hat den Takt deines leichten Ganges angepasst und klopft ganz ruhig und völlig ruhig. Sieh, wohin deine Wolfsmama dich führt. Es sieht aus wie eine Höhle, in die ihr gemeinsam hineinkriechen könnt. Ganz offensichtlich ist es auch für euch beide nun Schlafenszeit. Ihr müsst neue Kraft und Energie tanken, damit ihr morgen im Wald spielen, rennen und umherflitzen könnt. Du schaust deine Wolfsmama mit großen Augen an.

Deine Augen sagen, dass sie noch kein bisschen müde sind und du am liebsten noch ein wenig aufbleiben würdest. Doch deine Wolfsmama stupst dich sanft, aber bestimmt in den Höhleneingang hinein. Du unterdrückst ein Gähnen, um zu zeigen, dass du wirklich noch hellwach bist. Aber dann flutscht es dir doch heraus und du schaust ein letztes Mal in dieser Nacht zu, wie dein Atemwölkchen sich mit der Nachtluft vermischt.

Spüre, wie deine Wolfsmama dir erneut einen sanften Stups gibt und dich damit doch endlich in die Höhle hineinbekommt. Du gehst vorweg und siehst ein, dass auch für kleine Wölfe nun Schlafenszeit ist. Deine kleinen Wolfswelpenaugen können ganz hervorragend in der dämmrigen Nacht sehen, sodass du die vor dir liegende Höhle gut erkennen kannst. Deine Wolfsmama hat sie mit Moos ausgebettet, das warm und weich auf dem Boden liegt. Suche dir den Weg in das Moos und lasse dich langsam darauf nieder. Spüre, wie sich das Moos deinem Körper anpasst. Es fühlt sich fast so an, als würdest du genau in diesem Moment auf einer warmen, weichen Matratze liegen. Spürst du, wie das Moos dich ein ganz klein wenig am Bauch streichelt?

Und schon liegt auch deine Wolfsmama neben dir. Sie kuschelt ihren Körper ganz sanft an deinen. Spüre, wie sich ihr Fell an deines legt, als wäre es eine wundervolle Decke, die dich einhüllt. Du spürst, wie sich ein Traum in deinen kleinen Wolfskopf schleicht. Es ist ein Traum vom Spielen im Gras und vom Tollen zwischen den Bäumen. Dein Traum zeigt dir, wie du mit jedem Tag ein wenig größer und stärker wirst. Er zeigt dir aber auch, dass deine Wolfsmama immer an deiner Seite sein wird – ganz genauso, wie es in diesem Moment der Fall ist. Als deine Wolfsmama deinen Bauch anstupst, wird es dir ganz und gar wohlig. Du spürst, wie dein Bauch warm und immer wärmer wird. Und du bist ganz und gar ruhig.

Wenn du deine Augen ganz fest schließt, kannst du dir vorstellen, dass die Sonne warm und goldig auf deinen Wolfsbauch scheint. Spüre die Wärme deines sonnenwarmen Bauches. Er ist warm, ganz muckelig und angenehm warm. Du spürst nur noch, wie dein Bauch sich muckelig warm anfühlt. Es ist nun ganz genauso warm wie der Rest deines Körpers und du bist vollkommen ruhig. Deine Mama kuschelt sich nun ganz fest an dich.

Spüre, wie ihre Körperwärme dich noch weiter umschließt, bis du vollkommen muckelig warm bist.

Du spürst das kitzelige Streicheln ihres Felles an deinem Körper und du weißt ganz genau, dass deine Wolfsmama an deiner Seite ist und immer an deiner Seite bleiben wird. Du bist ganz und gar sicher und spürst, wie du tief und tiefer in deine Träume sinkst. Spüre, wie der Schlaf dich sanft einhüllt. Deine Augen bleiben nun ganz von allein geschlossen und es ist ein wunderbar schweres Gefühl. Dein ganzer Körper ist nun schwer und schwerer und es fühlt sich ganz wunderbar an. Dann endlich schläfst du ein. Du träumst davon, was du am nächsten Tag alles entdecken wirst. Du wirst die Welt vor dir sehen und du wirst Neues entdecken, was du nie zuvor gekannt hast.

Du wirst größer und stolzer werden und dich auf das freuen, was vor dir liegt. Schlafe nun, kleines Wölfchen, und erobere im Schlaf deine eigene Welt. Du weißt, dass deine Wolfsmama immer an deiner Seite sein und dich begleiten wird. Dann wirst du eines Tages ein großer, starker Wolf sein. Schlaf kleines Wölfchen, schlafe nun schön ein. Träume etwas Feines!

STERNENREITER

Den ganzen Tag schon hast du die Schatten beobachtet. Sie sind von einer Seite auf die andere gewandert. Ganz langsam sind sie lang und dann noch einen Hauch länger geworden. Fast hat es so ausgesehen, als würden sich die Schatten mehr und mehr ausbreiten wollen. Du hast dich gefragt, warum die Schatten da sind und wieso sie sich ausbreiten wollen. Ist es vielleicht so, dass das Licht sich ein wenig verstecken möchte? Vielleicht haben die Schatten ja das Licht gekitzelt und sind dann an seine Stelle gewichen. Aber nein! So ist es nicht gewesen. Denn in Wirklichkeit ist das Licht ja gar nicht verschwunden. Die Schatten der Nacht haben das Licht des Tages einfach nur zugedeckt. Mit jeder Stunde, die vergangen ist, hat die Nachtdecke das Tageslicht ein Stückchen weiter und immer weiter zugedeckt.

Und ganz genauso, wie du in diesem Moment in deine Decke eingehüllt bist, ist auch das Licht vom Schatten eingehüllt worden. Es hat sich eingekuschelt und liegt vollkommen ruhig da, wie du es ebenfalls in diesem Moment tust. Stelle dir vor, wie das Licht des Tages unter der schönen Nachtlichtdecke liegt und sich freut, dass es nun keine Aufgabe mehr hat. Auch du hast heute keine Aufgabe mehr. Du darfst vollkommen schwer und ruhig unter deiner Decke liegen. Tu es ganz genau wie das Licht. Dein Körper ist wunderbar schwer. Er liegt vollkommen ruhig da. Du weißt genau, dass du, wie das Tageslicht auch, die Abendruhe genießen darfst. Dein Körper ist schwer und vollkommen schwer. Und du wirst ruhig und ganz ruhig.

Versuche, das Licht in den Ecken deines Zimmers zu entdecken. Aber nein, das Tageslicht hat sich ganz und gar versteckt. Es ist genau wie du ruhig, und ganz, ganz ruhig. Vielleicht hast du ein Nachtlichtchen in deinem Zimmer oder du siehst das Licht unter dem Türspalt hindurchkriechen. Doch all das ist nicht das Tageslicht. Denn das ist wie du ruhig und vollkommen still. Vielleicht magst du dich heute Nacht vom Tageslicht verabschieden. Denn es hat die Ruhe der Nacht verdient, um morgen wieder hell und leuchtend für dich zu scheinen. Stattdessen sieh dich nach Nachtlichtern um, die dir die Nacht ein wenig versüßen können. Suche hierfür nicht die Nachtlichter, die die Lampen oder Laternen dir geben. Suche stattdessen in Gedanken nach den natürlichen Lichtern, die die Nacht ein wenig leuchten lassen. Gehe dafür nach draußen. Sieh zum Himmel, an dem du den Mond erkennen kannst. Er ist ein Gute-Nacht-Licht, das die Nacht ein winziges Bisschen erhellt.

Auch die Sterne, die um den Mond herumtanzen, sind dafür da, den Nachthimmel mit kleinen Lämpchen zu erleuchten. Schaue weiter zum Himmel hinauf. Siehst du die wunderschöne Sternschnuppe, die langsam, ganz langsam auf dich zugleitet? So etwas hast du bisher noch nie gesehen und du bist dir ganz sicher, dass das etwas zu bedeuten hat. Und tatsächlich landet die Sternschnuppe direkt neben dir auf dem Fußboden. Du schaust sie dir für einen winzigen Moment verdutzt an. Doch dann sieht es so aus, als würde sie dir mit ihrem Lichtschweif zuwinken. Fast erscheint es dir, als solltest du aufsteigen. Du siehst die Sternschnuppe fragend an, doch sie nickt dir leuchtend zu. Setze ganz vorsichtig einen Fuß auf das weiße Licht der wunderbaren Schnuppe.

Spüre die Wärme, die von ihr ausgeht. Es fühlt sich ein wenig so an, als hätte sie das Sonnenlicht des Tages gespeichert.

In diesem Moment wird dir klar, dass auch das Tageslicht eine wichtige Aufgabe hat. Es ist dafür da, die Lichter der Nacht aufzuladen, damit sie im Dunkeln für dich leuchten können. Steige nun ganz und gar auf die Sternschnuppe auf. Es ist ein wenig wackelig, sodass du dich auf den Popo plumpsen lässt.

Spüre, wie die Wärme, die die Sternschnuppe gespeichert hat, durch deine Beine und deinen Popo hinaufwandert und in deinen ganzen Körper fließt. Du bist vollkommen ruhig und dein Körper ist warm, ganz warm. Nimm die sonnige Wärme noch ein wenig weiter in dir auf. Auch dein Kopf fühlt sich jetzt noch wärmer und wohliger an. Die Wärme steigt bis in deine letzte Haarsträhne hinein und dein gesamter Körper ist vollkommen mollig warm. Mit einer fließenden Bewegung hebt die Sternschnuppe dich nach oben in die Lüfte. Ganz ruhig und geschmeidig fliegt ihr erst sachte über dem Boden, doch dann hoch und immer höher in den Himmel hinauf. Du legst dich auf den Bauch auf deine Sternschnuppe und fügst dich vollkommen an sie. So hast du das Gefühl, ganz sicher und getragen zu sein.

Spüre, wie ihr zusammen in der Nacht entlanggleitet. Ihr steigt hoch und höher und du siehst, wie die Erde unter dir klein und immer kleiner wird. Halte dich mit beiden Händen an der Sternschnuppe fest, die dich sicher nach oben zu den anderen Sternen trägt. Es dauert nicht lange, bis ihr am Nachthimmel angekommen seid. Mit dem Zucken einer Sternenzacke winkt deine Sternschnuppe den anderen Sternen am Himmel zu. Diese blinken kurz auf und dir ist fast so, als würden sie euch beiden schelmisch zuzwinkern. Gleite noch ein Stückchen weiter auf deiner Sternschnuppe dahin, bis sie schließlich immer langsamer wird. Sie bleibt am Himmel stehen, als würde sie auf etwas warten.

Du siehst dich zu allen Seiten um, doch du kannst nicht entdecken, warum deine Sternschnuppe angehalten hat. Suche noch einmal den Himmel ab. Spüre, wie dein Atem in dieser Zeit kräftig und ganz von alleine fließt. Sieh, wie die Sterne im Rhythmus deines Atems flackern. Du bist ganz ruhig und dein Atem fließt ganz und gar von allein. Du brauchst rein gar nichts zu tun, weil dein Körper weiß, was er zu tun hat. Sitze auf deiner Sternschnuppe und lasse deinen Atem fließen. Ein... Und aus... Und ein... Und aus... Und noch einmal ein... Und wieder aus...

Dein Atem fließt kräftig und sanft – ganz und gar ohne dein Zutun – und du bist völlig ruhig. Dann endlich erkennst du, worauf deine Sternschnuppe gewartet hat. Denn ganz hinten am Himmel wandert ganz langsam der Mond entlang. Er erinnert dich an die Schatten, die tagsüber von links nach rechts gewandert sind. Ganz genauso kommt der Mond in diesem Moment dichter und immer dichter. Kurz, bevor er bei dir und deiner Sternschnuppe ist, hält er schließlich an. Es erscheint dir, als sei er ein winziges Bisschen schüchtern, denn von nun an kommt er nicht mehr dichter heran. Du zuppelst an dem Schweif deiner Sternschnuppe und bittest sie, dem Mond noch ein wenig dichter zu kommen.

Ganz langsam folgt sie deinem Wunsch und rückt einen Hauch näher an den Mond heran. Dann stoppt sie und wartet auf die Reaktion des Mondes. Der kommt nun seinerseits einen Hauch dichter. Nun seid ihr wieder an der Reihe. So geht es immer weiter. Abwechselnd rutschen du und deine Sternschnuppe und der Mond ein wenig dichter und immer dichter zusammen. Wenn du es nicht besser wüsstest, würdest du denken, ihr führt gemeinsam ein Tänzchen auf. Doch natürlich weißt du es besser. Ihr macht euch miteinander vertraut.

Ganz eindeutig ist der Mond tatsächlich ein wenig schüchtern und möglicherweise würde er flüchten, wenn ihr einfach auf ihn zufliegen würdet. Und dann ist es so weit. Ganz sanft berührt ein Zacken deiner Sternschnuppe den kreisrunden Mond.

Es sieht fast so aus, als würde er ein klein wenig zusammenzucken, doch er bleibt an Ort und Stelle. Du krabbelst ganz vorsichtig auf deiner Sternschnuppe entlang in Richtung Mond. Weiterhin bist du langsam, damit du den schüchternen Mond nicht verschreckst. Und dann bist auch du angekommen. Berühre den Mond ganz vorsichtig mit deinen Fingerspitzen. Fühle, wie er an Ort und Stelle stehen bleibt und keinen Millimeter zurückweicht. Krabble dann vorsichtig noch ein wenig näher, bis du ihn mit der ganzen Hand berühren kannst. Und nun setze einen Fuß auf den Mond. Spüre, wie er sich unter dir anfühlt. Er ist ganz warm, fast noch ein wenig wärmer als deine Sternschnuppe. Gehe vorsichtig auf dem Mond hin und her. Spüre die Wärme der Sonne, die in ihm steckt. Setze dich nieder und spüre den Mond einige Herzschläge lang unter deinen Fingerspitzen. Spüre, wie er unter deinen Händen pulsiert.

Dann erregt ein winziges Licht deine Aufmerksamkeit. Gleichzeitig mit dem Licht wird der Mond einen Hauch wärmer. Fast fühlt es sich so an, als wäre ein Stückchen Sonne in ihm eingezogen. Drehe dich in die Richtung, aus der das Licht gekommen ist. Da siehst du, dass der Mond tatsächlich ein wenig Sonne in sich aufgenommen hat. Denn ganz außen, am Rande des Mondes, siehst du ein kleines leuchtendes Kind sitzen. Es lässt die Beine in den Nachthimmel baumeln und hält eine Angel in den Händen. Du willst das Kind fragen, was es da tut, doch dann kannst du es ganz von allein erkennen. Gehe langsam und vorsichtig auf das Kind zu, welches dir mit seiner Hand zuwinkt. Setze dich zu dem Kind, um besser sehen zu können.

Hinten, ganz hinten am Horizont, entdeckst du einen winzigen Hauch Sonne, die immer tiefer sinkt. Sie ist ganz an das andere Ende der Welt gewandert, sodass sie nahezu nicht mehr erkennbar ist. Du siehst, wie das Kind eine Hand immer gut am Mond hält. Als auch du eine Hand auf den Mond legst, spürst du, wie er ein ganz klein wenig kühler wird. Es ist so wenig, dass es kaum auffällt.

Auch das Leuchten wird ein winziges Bisschen blasser. Als das passiert, nimmt das Kind die Hand vom Mond und schwingt die Angel. Mit einer gezielten Bewegung wirft es die Angelschnur in Richtung der Sonne aus. Dann dreht es an der Kurbel und zieht die Schnur wieder ein. In einem winzigen Eimer hat das Kind einen Tropfen Sonnenlicht eingefangen. Es kippt das Sonnenlicht über dem Mond aus, der sofort wieder wärmer und ein winziges Bisschen heller wird.

Dann legt das Kind seine Hand wieder auf den Mond und wartet, bis es das nächste Mal seine Schnur auswerfen kann. So geht es einige Male und du spürst, wie das Sonnenlicht dich noch ein wenig mehr aufwärmt. Von der angenehmen Stille müde geworden, legst du dich auf den Bauch und schaust dem Kind noch ein Weilchen zu. Jedes Mal, wenn das Kind einen Tropfen Sonnenlicht auf den Mond fließen lässt, wird dein Bauch ein wenig sonnenwärmer. Du bist ganz ruhig und dein Bauch ist ganz wohlig sonnenwarm und diese Wärme breitet sich weiter in deinem ganzen Körper aus. Sieh, wieder erntet das Kind ein wenig Sonnenlicht. Spüre den Moment, in dem es auf den Mond trifft, ganz genau.

Dein Bauch ist warm und ganz kuschelig warm. Eine angenehme Wärme breitet sich über deinen ganzen Bauch aus und du hast das Gefühl, die ganze Nacht hier liegen zu können. Doch dann ist die Sonne am Horizont verschwunden.

Kein Fitzelchen Sonnenlicht ist jetzt mehr zu sehen. Das Kind mit der Angel steht auf und zeigt in Richtung deiner Sternschnuppe, die am Ende des Mondes auf dich gewartet hat. Mit angenehm schweren Schritten bewegst du dich auf deine Sternschnuppe zu. Du trittst hinüber und trägst die Wärme der Sonnenlichttropfen weiter in dir. Als du dich ein letztes Mal in Richtung des Mondes und des Kindes drehst, deutest du eine kleine Verbeugung an.

Und fast sieht es so aus, als würde der Mond einen Hauch heller leuchten. Setze dich nun zurück auf deine Sternschnuppe. Mit fließenden, gleichmäßigen Bewegungen trägt sie dich zurück in Richtung Erde. Winke auch den Sternen noch einmal zu, die dich wunderbar hell anblinken. Kommt der Erde immer näher und landet dann ganz sacht und gleichmäßig auf ihr. Gehe nun langsam von deiner Sternschnuppe hinunter. Setze dich auf den molligen Nachtboden und schaue noch eine Weile zum Himmel hinauf, während deine Sternschnuppe an deiner Seite bleibt. Denn heute hast du etwas ganz Wichtiges gelernt. Die Nacht deckt den Tag zu und hüllt ihn in eine wunderbare Decke ein. Und dennoch gehören Tag und Nacht ohne Einschränkungen zusammen. Denn das Sonnenlicht des Tages steckt auch in Tröpfchenform im Nachtlicht des Mondes.

Genieße diese Nacht unter dem Himmel, an dem der Mond kleine Tröpfchen des Sonnenlichts gespeichert hat. Und wenn du ganz genau hinsiehst, siehst du in der Ferne vielleicht, wie er dir für einen kurzen Moment mit seinem Licht zublinkt.

UNTER DEM MEER

Es ist Nacht geworden. Draußen glitzern bereits die Sterne und der Mond leuchtet sein Licht. Du liegst in deinem Bett und bist ruhig, ganz ruhig. Alles um dich herum ist angenehm still und du spürst, wie dein Körper ganz angenehm schwer wird. Es wird Zeit für dich, die Nacht einzuläuten. Gleite ab in einen wundervollen Traum, der dich heute die Nacht über begleiten wird, wenn du magst. Schließe dafür die Augen. Spüre deine tiefen Atemzüge, die ganz von allein durch deinen Körper fließen. Mit jedem Atemzug sinkst du ein Stückchen weiter in die Matratze hinein. Mit jedem Atemzug schmiegt sich die Decke ein Stückchen kuscheliger an dich. Mit jedem Atemzug kuschelt sich dein Kopf angenehmer in das Kissen hinein.

Verwandle nun nach und nach deine Decke, dein Kissen und deine Matratze. Lasse dafür das Kissen unter deinem Kopf und die Matratze unter deinem Körper verschwinden. Stattdessen ist es puderzuckerweicher Sand, in dem du nun liegst und der sich perfekt an deinen Körper anschmiegt. Spürst du die kleinen, feinen Sandkörnchen? Streiche mit deinen Fingern hindurch. Greife tief in den Sand hinein und lasse ihn durch deine Finger hindurchrieseln. Du bist ruhig, ganz ruhig. Wie der Sand, der durch deine Finger rieselt, bist auch du vollkommen schwer. Spüre, wie dein Körper ruhig, immer ruhiger wird. Es gibt rein gar nichts für dich zu tun in diesem Moment. Spüre nur die Stille und die Ruhe, die vom Liegen im Sand ausgeht. Bleibe noch eine Weile so liegen und spüre, was um dich herum geschieht. Spürst du die Wärme, die vom Sand ausgeht?

Sie wärmt deinen Körper ganz angenehm und ein wohliger Schauder fährt deinen Körper einmal hinauf und wieder hinunter. Du bist völlig ruhig und deine ganze Körperrückseite ist warm, lauschig warm. Doch nicht nur dein Rücken und die Rückseite deiner Beine und Arme werden angenehm gewärmt. Auch dein Bauch ist wunderbar warm. Deine Schienbeine, deine Arme und dein Gesicht werden wunderbar wohlig von der Abendsonne angeschienen. Spürst du, wie die einzelnen Sonnenstrahlen dich am gesamten Körper kitzeln? Sie kribbeln in deiner Nase, doch es ist nicht unangenehm. Stattdessen fühlt es sich so an, als würden die Strahlen der Sonne deinen Körper streicheln. Dein Bauch ist ganz wunderbar warm. Deine Beine sind wohlig und mollig, deine Arme fühlen sich angenehm kuschelig an und dein Gesicht ist warm, ganz warm.

Spüre, wie die Wärme sich in deinem ganzen Körper ausbreitet. Du bist ruhig, ganz ruhig. Die Wärme gleitet von den Zehenspitzen hinauf in die Beine, deinen Po und den unteren Bauch. Sie wärmt deinen Oberkörper und deinen Rücken, deine Schultern und die Arme bis in die Fingerspitzen hinein. Auch dein Hals und dein Nacken sind wunderbar mollig. Selbst deine Haare fühlen sich ganz angenehm an. Du könntest ewig so liegen – im Sand, der deinen Körper umschmeichelt, und in der Sonne, die dich mit ihrer Wärme streichelt.

Doch deine Aufmerksamkeit wird nun vom Klang des Wassers in der Ferne angezogen. Hörst du das Rauschen der Wellen in der Ferne? Sie schwappen auf – und ab – und wieder auf – und wieder ab. Es ist ein ganz und gar gleichmäßiges Geräusch und du genießt diesen Klang absoluter Ruhe. Nichts kann das Meer, das du hörst, von seiner eigentlichen Bahn abbringen. Sanft und weich treffen die Wellen auf das Land. Erhebe dich ganz langsam aus dem Sand. Stehe nur so schnell auf, wie es sich gut für dich anfühlt.

Gehe dann langsam, Schritt für Schritt, in Richtung des Wasserklanges. Spüre dabei den Sand, der unter deinen Füßen nachgibt. Sieh, wie einzelne Sandkörnchen zwischen deinen Zehen hindurchkommen. Geh weiter, bis du das Meer am Horizont siehst. Die Abendsonne glitzert wunderschön in der Spiegelung des Wassers. Nur noch wenige Schritte, dann hast du das Meer vor dir erreicht. Atme tief durch die Nase ein und aus. Riechst du das Salz des Wassers vor dir? Bleibe kurz vor dem Meer stehen und sieh es dir von oben an. Du erkennst, dass es ganz friedlich ist. Es schimmert in allen Blau- und Grüntönen und vermischt sich mit dem Orange der untergehenden Sonne. Tritt nun ganz vorsichtig mit einem Fuß in das Wasser hinein. Ziehe den zweiten Fuß hinterher. Spürst du, dass das Wasser angenehm von der Wärme der Sonne aufgeheizt ist?

Es fühlt sich wunderbar an, wie es an deinen Beinen auf und ab schwappt. Gehe ein wenig tiefer in das Wasser hinein. Bleibe noch einen kurzen Moment stehen und beobachte das Farbenspiel des Wassers vor dir. Du spürst, dass du gerne einen Blick unter die Wasseroberfläche werfen möchtest. Lasse hierfür eine Taucherbrille in deiner Hand auftauchen. Setze sie vor deine Augen, damit kein Wasser in deine Augen hineinlaufen kann. Spüre, wie sie sich wunderbar deinem Gesicht anpasst. Sie drückt an keiner Stelle und dennoch weißt du, dass sie das Wasser fernhalten wird. Lasse nun noch einen Schnorchel in deiner Hand erscheinen. Er ist wie ein Strohhalm, nur dicker. Er wird dir helfen, unter Wasser zu atmen, weil er aus dem Wasser herausragen wird, während du deinen Kopf unter die Wasseroberfläche gleiten lassen kannst.

Nimm das Mundstück deines Schnorchels in den Mund und nimm einige Atemzüge. Hilf nicht nach, sondern lasse deinen Atem ganz einfach und ganz von allein fließen. Du bist vollkommen ruhig und atmest ein und aus und deine Atmung fließt tief und regelmäßig.

Gehe nun weiter in das Wasser hinein, während dein Atem ganz und gar gleichmäßig fließt. Schreite weiter und weiter voran, bis nur noch dein Kopf aus dem Wasser herausragt. Du spürst das Wasser ganz angenehm warm um dich herum und du bist ruhig, völlig ruhig. Spüre, wie das Wasser dich empfängt, als wärst du ein ganz besonderer, guter Freund. Lasse nun auch dein Gesicht langsam in das Wasser hineingleiten. Deine Atmung fließt währenddessen weiter und du bist ruhig, ganz ruhig. Du kannst mithilfe deiner Taucherbrille, die dich schützt, ganz klar sehen, was vor dir liegt. Auch das Atmen fällt dir vollkommen leicht, weil dein Atem ganz von alleine fließt.

Tauche nun ein wenig tiefer in das Wasser ein und lasse deinen Körper schräg und schräger werden, bis du und die Wasseroberfläche in die gleiche Richtung zeigen. Schwimme nun vorwärts, paddle hierfür mit den Beinen und mache Schwimmzüge mit den Armen. Du bist weiterhin ganz und gar ruhig und deine Atemzüge fließen ganz von allein. Schwimme weiter unter der Wasseroberfläche und sieh dich um. Kannst du die leuchtenden Farben sehen, die vor dir liegen? Schwimme in die Richtung. Doch bewege dich ganz langsam und ruhig, denn es scheint ein wunderbar bunter Fischschwarm zu sein, den du in der Ferne erkennen kannst. Schwimme langsam näher und sieh, wie sich die Fische gemeinsam bewegen. Fast sieht es so aus, als wären sie eins – obwohl es tausende Fische sein müssen, die vor dir her schwimmen.

Jeder hat seine eigene Position und es sieht aus, als würde der ganze Schwarm in gleichmäßigen Bewegungen pulsieren. Schaue dir die Fische genau an, um zu erkennen, dass sie im Takt deines Herzens pulsieren. Sieh ihnen dabei zu, wie sie dir deinen eigenen Puls zeigen. Du bist ruhig, völlig ruhig, während dein Herz ganz gleichmäßig pocht.

Auch der Fischschwarm pulsiert ganz gleichmäßig und von allein. Bleibe eine Weile an diesem Ort und sieh dem Fischschwarm zu, wie er pulsiert und verschiedene Formen annimmt.

Als du weiterschwimmst, löst sich der Schwarm auf, doch nur für einen kurzen Moment. Denn schon im nächsten Moment sind die wunderschön bunten, winzigen Fische um dich herumgeschwommen und nehmen dich in die Mitte des gesamten Schwarms. Noch immer pulsieren sie im Takt deines Herzens und es fühlt sich an, als würdet ihr zusammengehören. Schwimme eine Runde mit den Fischen, während du noch immer sicher durch den Schnorchel atmest. Sie nehmen dich mit auf eine wunderbare Reise durch ihre Heimat. Schaue dir zuerst an, wie das Abendlicht der Sonne orangefarbene Strahlen ins blaue Wasser wirft. Fast ist es so, als könntest du mit dem ganzen Fischschwarm durch das Orange hindurchtauchen. Spürst du, wie es dich wärmt und deinen Körper noch ein wenig wohliger werden lässt? Sieh dir dann die vielen Korallen an, die sich in der Tiefe des Meeres befinden. Sie liegen weit unter dir, sodass du sie nur aus der Ferne erkennen kannst.

Grüne Algen schwimmen in der Höhe und es sieht so aus, als würden sie sich wie Tänzer im Wasser hin und her bewegen. Fest mit dem Meeresboden verankert sind bunte Korallen, die in ganz unterschiedlichen Farben leuchten. Nimm die Farben in dir auf, damit du sie später in deinen Träumen wiederfinden kannst. Manche Korallen sehen aus wie Schwämme, andere wie glatte Steine. Die Pflanzen, die die Korallen umspielen, sind bunt. Du siehst die unterschiedlichen Größen der Blüten und die vielen Farben und Formen, die du über Wasser noch nie zuvor gesehen hast. Schwimme nun mit deinem Fischschwarm weiter. Die kleinen bunten Tiere führen dich zu einem Schwamm, der dicht unter der Wasseroberfläche ist.

Er wird von den letzten Strahlen der Abendsonne angeschienen und erstrahlt in einem zarten Orangeton. Nähere dich dem Schwamm und lege dich vorsichtig mit dem Bauch darauf. Spüre, wie er sonnenwarm im Wasser liegt und auch deinen Bauch ganz wunderbar aufwärmt. Du bist völlig ruhig, wie du unter der Wasseroberfläche auf dem Schwamm liegst, und dein Bauch ist mollig warm. Bleibe liegen und genieße den Moment. Spüre, wie sich die Wärme deines Bauches in deinen ganzen Körper ausbreitet.

Bleibe noch eine Weile im Moment und ruhe dich kräftig aus. Wenn du einige tiefe Atemzüge genommen hast, dann mache dich langsam wieder auf den Weg Richtung Strand. Die Sonne versinkt langsam im Meer und es wird Zeit, zurück an die Oberfläche zu gelangen. Schwimme mit deinen Fischen ganz langsam weg vom Schwamm, der dich wunderbar gewärmt hat. Schwimme vorbei an der bunten Unterwasserpracht, von der du kaum die Augen wenden kannst. Präge dir die bunten Korallen und die Farben und Formen der Blüten gut ein, damit du sie in deinen Träumen sehen kannst. Winke den Algentänzern noch einmal zu und schwimme dann weiter in die Richtung, aus der du gekommen warst.

Lasse nun auch die Fische sich von dir lösen. Auch für sie ist es Zeit, zurück in ihr Zuhause zu schwimmen und zur Nachtruhe zu finden. Schwimme den Rest des Weges allein, während sich die Farbe des Wassers verändert. Das Orange der Abendsonne ist gewichen und hat einem tiefen, satten Blau Platz gemacht. Schon im nächsten Moment erkennst du, dass der Sandboden flacher unter der Wasseroberfläche wird. Deine Füße finden nun Halt auf dem sandigen Boden und dein Kopf taucht ganz langsam aus dem Wasser auf. Spüre die angenehme, noch immer abendlich warme Luft auf deiner Haut. Gehe langsam, Schritt für Schritt, aus dem Wasser heraus.

Drehe dich zum Horizont und sieh, wie noch der letzte Zentimeter der Sonne in der Ferne zu sehen ist und dich wärmt. Setze dich in den Sand und lasse nur noch die Füße ins Wasser baumeln. Lege dich langsam hin und lasse dich wieder langsam von den Sandkörnern umschließen. Sie sind die Matratze, die weich und warm unter dir liegt. Sie sind dein Kissen, auf das du deinen Kopf bettest. Spüre, wie du dich ganz wunderbar wohl in deinem Sandbett fühlst, und schließe die Augen. Lasse die Farben und die Formen deines Tauchganges in deinen Gedanken wieder aufblitzen. Behalte die Augen geschlossen und stelle dir die gesehenen Bilder ganz genau vor.

Sie begleiten dich, während du sanft in den Schlaf gleitest. Sie färben deine Traumbilder ein und geben ihnen die richtigen Formen. Schlaf schön, du Unterwasserkind. Und träume bunt und in allen Formen, die du dir vorstellen kannst.

WELTENBUMMLER

Der Tag ist schlafen gegangen und die Nacht passt auf dich auf, während du in deinem schönen Bett liegst. Die ersten Träume schleichen sich schon in deine Richtung und du malst dir aus, wer dir wohl heute in der Nacht begegnen mag. Vielleicht ist es ein kleiner Wichtel, der dir ein besonderes Geschenk macht. Möglicherweise sind es eine Fee und ein Zauberer, mit denen du das Unmögliche möglich machst. Oder aber du gehst mit den Wesen auf die Reise, die nur in deinen eigenen Gedanken entsteht. Doch während du ins Traumland hinübergleitest, gehst du bereits auf ferne Reisen. Werde dafür ruhig, ganz und gar ruhig, und genieße die Schwere, die deinen Körper umhüllt. Nimm nun Abschied von dem heutigen Tag, indem du ihm in deinen Gedanken noch einmal zuwinkst. Er ist vergangen und du kannst ihn vollkommen hinter dir lassen.

Spüre, wie die Nacht den Tag nun mitnimmt und ihn sicher in einer Schatzkiste aufbewahrt. Wann immer du dich an diesen Tag erinnern möchtest, kannst du ihn in der Schatzkiste suchen. Doch heute Abend brauchst du ihn nicht mehr. Denn heute Abend ist nur noch die Reise wichtig, auf die du nun gehst. Sei ruhig, ganz ruhig und atme einige Male tief ein und aus. Mit jedem Atemzug gleitest du ein wenig weiter weg. Lasse dein Kinderzimmer hinter dir und stelle dir vor, wie du weiter und weiter an einen Ort gelangst, der in deinen Gedanken entsteht. Die Reise geht zum Amazonas-Regenwald, in dem so viele, viele Pflanzen wachsen, die den ganzen Boden bedecken.

Doch als du einen genaueren Blick auf das weite Dickicht wirfst, erkennst du viele kleine kreisrunde Punkte, die hell leuchten. In ganz regelmäßigen Abständen erkennst du diese Punkte. Könnten das Feen sein? Ob das ihr Zuhause ist? Stelle dir vor, wie die Feen sich in dem Dschungel, der wie ein Zauberwald wirkt, zusammenkuscheln. Auch das aufgeregte Geflatter ihrer Flügel wird leiser und leiser. Werde auch du ruhig, ganz ruhig. Sieh die Feen vor dir, die die Nacht nutzen, um neue Energie zu tanken und am nächsten Tag wieder durch den Regenwald flattern zu können. Nimm einige tiefe Atemzüge, um die Ruhe dieses Ortes in dir aufzunehmen. Du trägst sie nun in dir und kannst immer darauf zurückgreifen, wenn dir danach ist. Nun wird es Zeit, diesen magischen Ort der Feen wieder zu verlassen. Schließlich bist du heute Nacht ein Weltenbummler, der noch mehr erleben möchte.

Reise weiter und lasse dich hierfür einfach führen. Lasse den Amazonas-Regenwald hinter dir und reise weiter und weiter. Du kommst an sagenhaften Wasserfällen vorbei, die unter dir in die Tiefe rauschen. Schaue ihnen nach, während du weiterreist. In der Ferne siehst du hohe Berge und du spürst, dass es dich zu ihnen hinzieht. Erkennst du, dass Rauch aus den Bergen aufsteigt? Du bist jetzt in Afrika gelandet und erkennst, dass es sich nicht etwa um einfache Berge handelt. Spüre, wie es wärmer und wärmer wird, je näher du an die Berge herankommst. Du weißt, dass es Vulkane sind, und du spürst das Grollen in ihnen.

Doch du weißt auch, dass du völlig sicher bist. Denn du bringst die Ruhe mit dir und kannst die Vulkane in den Bergen ebenfalls beruhigen. Der Rauch über ihren Gipfeln wird ruhiger und durchsichtiger, das Grollen ist zu einem leisen Gluckern geworden. Setze nun vorsichtig einen Fuß auf den Vulkan und gehe an seinen steinigen Felsenwegen außen hinauf.

Spüre die leichte Wärme, die in deine Füße hineinströmt. Du bist ruhig, völlig ruhig und deine Füße sind angenehm warm. Gehe weiter und spüre die Wärme, die sich nun auch in deine Beine ausbreitet. Deine Füße und deine Beine fühlen sich ganz mollig an, während du weiter und weiter gehst. Nun wandert die Wärme weiter über deinen Po und deinen Bauch bis in deinen Oberkörper.

Spüre, wie die Wärme sich ausbreitet. Bis zu deinem Oberkörper hin bist du kuschelig warm. Gehe noch ein Stückchen weiter, bis du am oberen Rand des Vulkans angekommen bist. Wirf einen Blick in seine Öffnung hinein. Sieh, wie Magma in den Tiefen des Vulkans fließt. Auch deine Arme und dein Gesicht werden nun leicht gewärmt. Du bist vollkommen ruhig und dein ganzer Körper ist von angenehmer Wärme durchströmt. Lasse dir ein wenig Zeit, um dich wirklich vollkommen von der Wärme einhüllen zu lassen. Sieh dabei zu, wie das Magma im Inneren des Vulkans vor sich hin blubbert. Fast ist es so, als wollte dieser wunderbare Berg eine köstliche Mahlzeit kochen. Stelle dir vor, was er wohl zubereiten wird, während du dich langsam vom Vulkan zurückziehst. Langsam wird es Zeit, weiterzuziehen.

Während du dich aufmachst zu deinem nächsten Reiseziel, kommst du am größten Spiegel der Welt vorbei. Er ist in Bolivien. Du weißt, dass es eigentlich gar kein richtiger Spiegel ist, und dennoch spiegelt sich die ganze Fläche, auf der du läufst. Es ist eine Salzwüste, auf der eine dünne Wasserschicht liegt, die alles um dich herum spiegelt. Sieh dich einen winzigen Moment in diesem Spiegel an. Siehst du, wie groß du schon geworden bist? Du hast schon so viel erlebt und trotzdem noch so viel vor dir. Ziehe nun weiter, denn auf deiner Reise möchtest du noch einigen ganz besonderen Lichtern begegnen.

Sie befinden sich in Island und nennen sich Nordlichter. Du siehst sie, wenn der Nachthimmel den Tag zudeckt, und bist darum genau zur richtigen Tageszeit auf deiner Reise. Setze dich einen Moment hin, denn um die Polarlichter zu sehen, braucht es ein wenig Geduld. Atme einige Male tief ein und aus. Du bist völlig ruhig und dein Atem strömt von ganz allein. Dann endlich siehst du die wunderschönen Farben am Himmel. Du weißt, dass sie entstehen, weil verschiedene Teilchen am Himmel aufeinandertreffen.

Auch der Sonnenwind spielt eine Rolle bei der Entstehung dieser wunderbaren Lichter, die sanft über den Himmel hinweggleiten. Fast ist es so, als würde die Sonne dir noch einen letzten Gruß senden, bevor sie sich zur Nacht legt. Spüre, wie dein Atem gemeinsam mit den Lichtern einfach nur auf und ab fließt. Du bist vollkommen ruhig und deine Atmung kommt und geht von ganz allein – genau wie die Lichter, die du beobachtest und die dich ruhig und immer ruhiger machen. Und dein Atem fließt und fließt und fließt. Welche Farben haben deine Polarlichter? Sind sie strahlend und auffällig grün und blau? Oder sind sie ein Hauch Farbe am Nachthimmel? In welche Richtung strömen sie?

Sieh ihnen zu und lasse sie mit deinen Gedanken über den Himmel wandern. Atme währenddessen ganz ruhig weiter, denn deine Atmung fließt von ganz allein. Während du dich weiter durch Island, begleitet von den Lichtern, bewegst, kommst du auch an den Diamanten vorbei, die an den Strand gespült werden. Natürlich weißt du, dass es sich nicht um echte Diamanten handelt, deren Glanz im Mondlicht gespiegelt wird. Es sind riesige Eisstücke, die durch das Spalten der Gletscher ins Meer gefallen sind. Sie haben einen weiten Weg im Meer hinter sich und sind dabei immer weiter geschliffen worden. Wenn sie dann am Rand des Meeres ankommen, sehen sie aus wie riesige Diamanten.

Als die Lichter verblassen, nimmst du Abschied von diesem magischen Ort und machst dich weiter auf den Weg zu einem neuen Reiseziel.

Verlasse nun Island mit den wunderschönen Phänomenen der Natur und reise weiter nach Indonesien. Inzwischen ist es dunkel geworden und das Meer ist dunkelblau. Aber nicht an jeder Stelle. Denn immer dort, wo das Wasser bewegt wird, erstrahlt es in einem hellblauen, wundervollen Leuchten. Du erkennst jede einzelne Welle anhand des strahlenden Lichtes des Meeres. Steige langsam in das Wasser hinein. Sieh, wie das Wasser um deine Füße herum hellblau zu leuchten beginnt. Spüre, wie du in diesem Moment ein wenig zum Herren über das Meer wirst. Denn es reagiert auf jede einzelne deiner Bewegungen. Gehe tiefer in das Wasser hinein, bis es dir zum Kinn reicht. Bewege dich langsam hin und her und sieh, wie das Wasser dich in leuchtendes, strahlendes Hellblau taucht.

Schaue diesem Schauspiel noch eine Weile zu, während du zuerst die Beine, dann die Arme bewegst und dich schließlich langsam im Wasser um dich selbst drehst. Bleibe dann vollkommen still stehen und werde ruhig, ganz ruhig. Die einzige Bewegung ist deine tiefe Atmung. Und dennoch pulsiert das strahlende Blau um dich herum ganz und gar gleichmäßig. Du bist vollkommen ruhig und siehst das Pochen deines eigenen Herzens anhand der blauen Farbe um dich herum. Dein Herz pocht ruhig und gleichmäßig und fast sieht es so aus, als würde das Wasser deinen Herzschlag widerspiegeln. Schaue zu, wie das Licht im Wasser pulsiert, und sei ruhig, ganz und gar ruhig. Mache nun einige weite Schwimmzüge im dunklen Wasser, das nur um dich herum zu strahlen beginnt. Schwimme so lange, wie es dir guttut. Atme dabei tief ein und aus und wieder ein – und aus.

Tritt dann aus dem Wasser heraus und drehe dich ein letztes Mal in seine Richtung. Sieh, wie es weiter pulsiert, als hätte es deinen Herzschlag gespeichert.

Mache dich dann auf den Weg zu deinem letzten Reiseziel für heute Nacht. Reise weiter und weiter und sieh, wie das leuchtende Wasser hinter dir kleiner und kleiner wird. In der Ferne vor dir steigen Berge in die Höhe. Doch dieses Mal sind es keine Vulkane. Dieses Mal sind es tatsächlich Berge. Doch sie sehen ganz anders aus als die Berge, die du bisher gesehen hast. Denn diese Berge sind so kunterbunt, dass du die Farben sogar in der Nacht nur durch das Mondlicht erkennen kannst. Du bist in Peru angekommen und die Regenbogenberge vor dir sehen aus, als wären sie mit bunten Farben auf Papier gemalt worden. Rot, Gelb, Grün und Lila sind übereinandergestapelt worden, als hättest du bunten Sand übereinander zu einem Berg ausgegossen.

Die Berge sind so bunt durch verschiedene Stoffe, die der Sand gespeichert hat und die die hübschen Farben zaubern. Das Gestein hat diese Farben für immer gespeichert und wird sie nie wieder gehen lassen. Speichere auch du die Farben in dir ab, während du dich auf die Spitze eines Berges setzt. Lasse dich vom Licht des Mondes bescheinen und spüre, wie es dich angenehm wärmt. Hier auf deiner Reise ist das Mondlicht ähnlich wie das Sonnenlicht und macht deinen Bauch mollig und angenehm warm. Genieße die Stille auf diesem Regenbogenberg. Spüre die Wärme des Mondlichts auf deinem Bauch und spüre, wie er muckelig warm wird. Die Wärme in deinem Bauch breitet sich in deinen Körper aus und du fühlst dich rundum wohl. Und du bist warm, ganz warm und völlig ruhig. Speichere noch einmal die Farben in dir ab, damit du sie immer bei dir tragen kannst.

Kehre dann langsam wieder um und finde den Weg nach Hause in dein Bett. Du hast heute eine ganze Menge erlebt. Du hast bunte Lichter gesehen, die am Himmel geschwebt sind oder unter Wasser pulsiert haben. Du hast die Wärme des Vulkans gespürt und dich in einem riesigen, natürlichen Spiegel größer werden sehen. Du hast Diamanten aus Eis und Wasserfälle ansehen können. Erinnere dich an die bunten Farben, die in Stein gemeißelt wurden, und an dicht bewachsene Stellen in einem Dschungel, in dem vielleicht Feen wohnen und dort nun ruhig und entspannt schlafen. Auch für dich wird es nun Zeit, ruhig und entspannt zu schlafen. Gute Nacht, kleiner Weltenbummler. Wenn du magst, lasse in deinen Träumen deine ganz eigenen Welten entstehen.

Du hast heute gesehen, dass es überall auf der Welt ganz und gar magische Orte gibt. Genauso magische Orte gibt es auch in deiner eigenen Fantasie. Träume nun schön und lasse entstehen, was immer dir gefällt. Denn das ist deine ganz eigene Welt.

UNTER FREIEM HIMMEL

In diesem Moment liegst du in deinem warmen, kuscheligen Bett. Vielleicht ist es ein Bett aus Holz oder es ist ein Bett aus Kunststoff. Möglicherweise schläfst du auch auf einer Schlafcouch. Doch eines ist ziemlich sicher: Um dich herum befinden sich vier Wände und du bist geschützt durch eine Decke, die vielleicht direkt unter dem Dach ist. Vielleicht ist über dir aber auch noch ein Zimmer oder du wohnst im unteren Stock eines Hochhauses und das Haus über dir geht noch weit, weit in die Höhe. Genieße den Moment in deinem kuscheligen Bett. Er gehört dir ganz allein. Er lässt dir die Chance, deine Gedanken auf Reisen zu schicken. Und heute Abend gehen deine Gedanken aus dem Haus heraus, in dem du wohnst. Sie fliegen weit, weit weg, an einen Ort, der wunderbar still ist. Dein Körper fühlt sich ganz schwer an und bleibt ganz sicher in deinem Bett liegen. Und du bist ruhig, vollkommen ruhig.

Dein Körper ist ganz und gar schwer. Nur deine Gedanken sind frei und leicht. Lasse sie fliegen und schaffe dir einen Ort, der dir gefällt. Zuerst gehst du aus dem Haus hinaus, in dem du dich gerade befindest. Setze dir in Gedanken einen Rucksack auf, den du mit auf deine Gedankenreise nimmst. Was darin ist, ist eine große Überraschung. Siehst du deinen Rucksack auf deinem Rücken? Stelle ihn dir ganz genau vor. Mache dich dann langsam auf den Weg. Du suchst ein Fleckchen Erde, das wunderschön aussieht. Es sollte grünes Gras vorhanden sein und dir einen guten Blick auf den Himmel geben. Stelle dir zuerst das Gras vor – eine Grünfläche, die vollkommen unangetastet zu sein scheint.

Sieh das satte Grün vor dir, das in der Abenddämmerung noch immer einen Farbtupfer abgibt. Gehe auf die Wiese und suche dir ein Plätzchen, das dir gefällt. Prüfe, ob du gut zum Himmel hinaufsehen kannst, denn das wird heute Abend noch wichtig sein. Siehst du den Himmel über dir, der im Moment noch ein wenig orange leuchtet? Lasse nun um dich herum einige Bäume entstehen. Sie sollten dir nicht die Sicht auf den Himmel verdecken und dennoch in unmittelbarer Nähe stehen. Siehst du die Bäume um dich herum?

Setze dich jetzt auf dein kleines Fleckchen Erde und nimm die letzten Sonnenstrahlen in dir auf. Strecke dein Gesicht in Richtung Sonne und spüre, wie es sich ganz sanft erwärmt. Du bist völlig ruhig und dein Gesicht ist wohlig warm. Drehe nun deinen ganzen Körper in die Abendsonne und spüre, wie er sich langsam angenehm erwärmt. Spüre jeden einzelnen Sonnenstrahl. Deine Beine, deine Arme, dein Bauch und dein Gesicht sind ganz wunderbar warm. Bleibe eine Weile so sitzen. Du hast in diesem Moment nichts weiter zu tun, als die Strahlen der Sonne auf deinem Körper zu genießen. Wärme dich gut auf und atme tief ein und aus... Und ein... Und aus... Und noch einmal ein... Und wieder aus...

Nimm die Ruhe der Natur in dir auf und spüre, dass sie es gut mit dir meint. Als die Sonne schließlich hinter dem Horizont versinkt, ist es Zeit für dich, dich für die Nacht vorzubereiten. Der Himmel ist noch immer rötlich erleuchtet, sodass du genug Licht hast, um zu schauen, welche Überraschung in deinem Rucksack versteckt ist. Öffne ihn und wirf einen Blick hinein. Als Erstes findest du die Taschenlampe, die dir später noch sehr nützlich sein wird. Hole sie heraus und lege sie neben dir auf den Boden. Siehst du auch die Stangen, die in deinem Rucksack sind? Sie sind zusammengefaltet, doch als du sie herausholst, erkennst du, dass du sie zu langen Stangen auseinanderklappen kannst.

Nimm die Stangen und lege sie neben dir auf den Boden. Schau dir hinterher das große Stück Stoff an, das sich in deinem Rucksack befindet. Es ist ein glänzender, knisternder Stoff, an dem sich mehrere Reißverschlüsse befinden. Du hast natürlich schon eine Ahnung, was du da in deinem Rucksack gefunden hast. Diese Ahnung bestätigt sich, als du den Schlafsack herausziehst, der ganz unten in deinen Rucksack hineingerutscht war. Heute Nacht geht es zum Zelten. Den perfekten Ort hast du ja bereits ausgewählt. Er befindet sich zwischen Bäumen und auf einer satten, grünen Wiese, die den Blick auf den Himmel freigibt. Stehe nun auf und baue zuerst die Zeltstangen zusammen. Das ist nicht schwer. Du musst nur die Einzelteile ineinanderstecken und dann die langen Stangen so zusammenfügen, dass sie ähnlich wie das Gerüst eines Iglus aussehen.

Ziehe nun die einzelnen Stangen durch den Stoff der Zeltplane hindurch. Das ist nicht schwer und in deinen Gedanken geht es noch einmal leichter. Die Reißverschlüsse, die du entdeckt hattest, sind der Eingang deines Zeltes. Schaue doch schon einmal hinein. Siehst du, wie gemütlich es aussieht? Der schwarze Boden bedeckt das grüne Gras. Aber das ist dir auch recht so – schließlich möchtest du heute Nacht gerne in deinem Zelt schlafen und nicht direkt auf der Wiese. Lege nun den Schlafsack auf den Boden und lege dich einmal probeweise hinein. Spürst du, wie er sich kuschelig warm deinem Körper anpasst? Doch das Schönste siehst du erst jetzt, als du dich hinlegst. Denn dein Zelt ist nach oben hin völlig durchsichtig. So sieht es so aus, als würdest du unter freiem Himmel liegen, obwohl dich die Plane deines Zeltes ganz und gar schützt.

Es ist spät geworden und das Rot des Himmels wurde von einem dunklen Nachthimmelblau abgelöst, doch dir ist im Moment noch ganz und gar nicht nach Schlafen. Schließlich bist du ein Naturforscher und hast dich mit Absicht in die Nacht begeben.

Du möchtest noch etwas entdecken und schnappst dir deine Taschenlampe. Krieche langsam aus dem Zelt hinaus und schließe den Reißverschluss des Eingangs. Schaue dir den Nachthimmel gut an. Er ist dunkel und dennoch nicht vollkommen schwarz. An ihm hängen tausende kleine, weiße Punkte. Es sind Sterne, die aussehen, als hätte sie jemand am Himmel festgeklebt. Sieh dir die Sterne an. Siehst du, dass es immer mehr zu werden scheinen, je länger du einen Blick auf sie wirfst? Lege dich ins Gras und schaue noch eine Weile weiter zum Himmel. Vollkommen ruhig liegst du im Gras und spürst, wie deine Atmung ganz von alleine fließt. Du atmest ein und aus und schaust zum Himmel.

Du entdeckst Abertausende von Sternen in der Ferne und dein Atem geht tief und ganz und gar von allein. Atme ein und aus... Und noch einmal ein... Und wieder aus... Schalte einmal die Taschenlampe ein, die du mitgebracht hast. Siehst du, wie in deinem hellen Licht alle Sterne mit einem Schlag zu verschwinden scheinen? Fast ist es so, als würden sie sich vor dem Licht verstecken. Knips – ist deine Taschenlampe aus und alle Sterne kommen wieder hervor. Und knips – ist deine Taschenlampe an und die Sterne verstecken sich. Ob die wohl ganz besonders schüchtern sind? Schalte dein Lämpchen wieder aus, um mit den Sternen noch eine Weile alleine zu sein. Lausche jetzt auch einmal in die Nacht hinein. Was hörst du?

Dein kleines Plätzchen ist so weit in der Natur, dass alle Geräusche des Dorfes oder der Stadt, in der du wohnst, verblasst sind. Du hörst nur, wie der leise Nachtwind sanft durch das Gras streicht. Höre das Zischen des Windes, der auch deinen Körper zu streicheln scheint. Er ist ganz warm, so, als hätte die Sonne ihn gerade eben noch aufgewärmt. Hörst du auch das Rauschen des Windes in den Blättern der Bäume, die du erschaffen hast?

Es rauscht sanft und angenehm und es klingt wie eine zarte Melodie. Zu dem Geräusch des Windes mischt sich das leise Geräusch einer Eule. Schuhu, macht sie in ihrem wunderbar weichen Klang. Schuhu – es klingt voll und natürlich in deinen Ohren. Wirf einen Blick in die Bäume. Kannst du die leuchtenden Augen der Eule in der Nacht erkennen? Dort hinten sind sie. Die Eule schaut dich aufmerksam und klug an. Als du den Kopf schieflegst, tut sie es dir gleich. Nicke der Eule zu. Ihr beide wisst, dass ihr euch heute nur aus der Ferne beobachten werdet. Einen winzigen Augenblick sieht es so aus, als würde die Eule sich sachte vor dir verbeugen. Ganz bestimmt ist sie glücklich darüber, dass du sie anschaust, aber nicht versuchst, dich ihr zu nähern. Denn Eulen sind am allerliebsten allein. Höre dir noch eine Weile das sanfte „Schuhu“ des Tieres an.

Im nächsten Moment wird es vollkommen ruhig. Als du zur Eule schaust, sieht es aus, als hätte sie ein kurzes Nickerchen gemacht. Sie hat ihren Kopf unter den Flügel gelegt und sitzt vollkommen ruhig auf dem Ast. Im nächsten Moment ist dir, als könntest du vor dem Schlafengehen noch einen schönen, warmen Gute-Nacht-Kakao vertragen. Schaue nach, ob du in deinem Rucksack noch ein Kännchen finden kannst. Und tatsächlich: Scheinbar hast du die kleine Kanne, die am Rand deines Rucksacks steckt, eben nicht entdeckt. Doch nun kannst du sie herausziehen und an die Lippen setzen. Nimm einen vorsichtigen Schluck. Angenehm warm fühlt sich der Kakao in deinem Mund an. Schmecke die Süße auf der Zunge und fühle, wie die warme Flüssigkeit deinen Hals hinunterrutscht.

Du bist vollkommen ruhig, als der Kakao in deinen Bauch gelangt und ihn wunderbar wohlig warm werden lässt. Ganz ruhig sitzt du da und dein Bauch wird herrlich warm durch die Flüssigkeit, die dich von innen heraus aufwärmt. Nimm noch einen Schluck – dein Bauch ist warm.

Und noch einen Schluck – dein Bauch fühlt sich ganz wunderbar mollig an. Und einen letzten Schluck, bis deine Kanne leer ist – die Wärme deines Bauches breitet sich langsam in deinem ganzen Körper aus und du bist angenehm aufgewärmt und ruhig, völlig ruhig. Spüre, wie die Tiefenwärme deine Augenlider langsam schwer werden lässt. Die Eule, die noch immer mit dem Flügel ihren Kopf bedeckt, wird noch eine Weile weiter ihr Nickerchen halten, bevor sie aufwacht und sich in der Gegend umsehen wird. Und auch für dich ist es langsam Zeit, in dein Zelt zu kriechen.

Öffne die Reißverschlüsse und krabbele hinein. Krieche nun in deinen Schlafsack und schließe den Eingang deines Zeltes. Lege dich auf den Rücken, um oben aus deinem Zelt hinausluschern zu können. Sieh die vielen, vielen Sterne, die am Himmel leise vor sich hin leuchten. Siehst du, wie sie blinken? In diesem Moment fliegt eine Sternschnuppe vorbei. Sie wandert über die ganze Zeltöffnung hinüber und du kannst ihre lange, lange Flugbahn mit den Augen verfolgen. Nun ist es an der Zeit, dass du dir einen Wunsch ausdenkst. Es ist ganz egal, welcher Wunsch es ist – schließlich sind deine Wünsche nur für dich gedacht.

Stelle dir deinen Wunsch ganz genau vor. Spüre, wie du darüber müde und immer müder wirst. Schließe langsam die Augen. Die Sterne sind und bleiben über dir. Doch für dich ist es nun Zeit, zu schlafen. Muckel dich ein und genieße die Nacht, die du an einem Ort verbringst, den du alleine erschaffen hast. Gute Nacht, kleiner Camper. Schlaf schön und träume von schlafenden Eulen und blinkenden Sternen.

IN ALLEN FARBEN

Wieder ist ein Tag vorbei. Er ist gegangen und hat all die Farben des Tages mit sich genommen. Bestimmt hat die Nacht auch die Farben in deinem Zimmer ganz und gar zugedeckt. Langsam wird es Zeit für dich, den Tag hinter dir zu lassen. Lasse ihn in deinen Gedanken noch einmal an dir vorüberziehen. Siehst du die Bilder, die vor deinem inneren Auge entstehen? Was ist heute geschehen, worüber du dich gefreut hast? Bist du heute stolz auf dich gewesen? Oder hast du dich vielleicht über dich oder jemand anderen geärgert?

Sieh dir die Momente des Tages noch einmal ganz genau an. Nimm dir dafür drei tiefe Atemzüge Zeit. Eins… Zwei… Drei… Nun lasse die Bilder vor deinem inneren Auge verschwinden. Heute Abend sind sie nicht mehr wichtig. Denn heute ist der Tag schlafen gegangen und hat die Farben des Tages mitgenommen. Morgen ist ein neuer Tag, mit vielen neuen Eindrücken. Verabschiede dich noch einmal vom Tag und spüre, wie die Nacht sich auch langsam über dich legt.

Sie deckt auch dich zu, fast wie deine Bettdecke, in die du dich in diesem Moment eingekuschelt hast. Spürst du, wie die Nacht dich sanft in den Schlaf zu wiegen versucht? Sie meint es ganz und gar gut mit dir. Sie wünscht sich, dass du neue Kraft sammelst, die du am nächsten Tag nutzen kannst. Lasse dich deshalb gut auf die kommende Nacht ein, während deine Gedanken sich auf eine Gute-Nacht-Reise machen. Es ist eine Reise, auf der du die Farben wiederfinden kannst, die die Nacht in diesem Moment versteckt hat. Schaue dafür in Gedanken aus deinem Fenster heraus.

Sieh die dunkle Nacht, die vor dir liegt. Du bist ruhig, vollkommen ruhig – genauso ruhig wie die Nacht, die du bis in die Ferne sehen kannst. Spüre die Ruhe in dir und auch die Schwere, die deinen ganzen Körper durchströmt. Lasse dann in der Ferne einige Farben die Nacht durchbrechen, während du die Ruhe dennoch weiter in dir trägst. Siehst du das Violett, das durch den Himmel schwirrt? Erkennst du das Rot und das Orange, die einen Tanz am Abendhimmel aufzuführen scheinen?

Auch das Blau und das Grün mischen sich zu den anderen Farben und das Gelb funkelt immer mal wieder zwischen ihnen hindurch. Dann – ganz langsam – sortieren sich die Farben und kommen in einem großen Bogen auf dich zu. Ganz links ist Rot, dann kommt das Orange, als Nächstes folgt das Gelb, dann das Grün, anschließend das Blau und auf der rechten Seite kommt das Violett auf dich zu. Natürlich erkennst du, dass es sich um einen Regenbogen handelt, der auf dich zuzuschweben scheint. So etwas hast du noch nie zuvor gesehen und dennoch bist du vollkommen ruhig und entspannt. Du weißt, dass dieser Regenbogen in deinen Gedanken entsteht und dass er nur Gutes für dich bereithält.

Langsam landen die Regenbogenfarben vor deinem Fenster und du trittst hinaus vor das Haus, in dem du lebst. Du möchtest die Farben unbedingt näher ansehen. Als du vor deinem Regenbogen stehst, staunst du nicht schlecht, denn er ist größer, als du es zuerst dachtest. Direkt vor dir ragt er wie eine riesige, bunte Rutsche auf. Probiere doch einmal, ob du einen Fuß auf deinen Regenbogen stellen kannst. Tatsächlich geben die bunten Farben unter dir keinen einzigen Zentimeter nach. Tritt langsam auf den Regenbogen hinauf. Spürst du, wie du höher und höher steigen kannst? Schau, wie weit du gehen magst, und sieh dir deine Heimat einmal von ganz oben an. Wie weit kannst du die Umgebung um dich herum sehen?

Ist es nicht ein wunderbar anderer Blick auf dein Zuhause als der, den du sonst immer hast? Setze dich an den Rand deines Regenbogens und lasse die Beine ein wenig hinunterbaumeln, wenn du das magst. Tu das nur, wenn es sich gut für dich anfühlt. Spüre, wie die vielen schönen Farben dich mit einer angenehmen Wärme durchfluten. Sie machen dich stark und fröhlich und schenken dir Vertrauen und Mut. All diese schönen Gefühle fluten deinen Körper und du fühlst dich vollkommen ruhig und ganz, ganz warm.

Deine Beine werden von wohliger Wärme durchflutet und auch dein Po, mit dem du auf den Farben sitzt, nimmt die Wärme an. Sie zieht weiter in deinen Bauch und deine Brust, deine Schultern und deine Arme. Auch dein Kopf ist wunderbar warm und du bist vollkommen entspannt. Dir kommt der Gedanke, dass man immer sagt, am Ende des Regenbogens würde ein besonderer Schatz warten. Du stehst langsam auf und gehst weiter und weiter den Regenbogen entlang. Den Anfang kennst du bereits, denn es ist der Ort, an dem du aufgestiegen bist. Der Anfang des Regenbogens liegt ganz genau vor deinem Zuhause. Ob du es schaffst, bis zum Ende des Regenbogens zu spazieren, und dort einen wunderbaren Schatz finden kannst? Geh weiter und weiter und sieh dich währenddessen noch immer in der Gegend um. Kannst du die Schönheit sehen, die in der Weite liegt, die du von hier aus sehen kannst?

Als du weitergehst, atmest du tief ein und aus. Du bist ruhig, ganz ruhig und dein Atem strömt ganz gleichmäßig, während du langsam und ruhig gehst. Ganz von allein strömt dein Atem und versorgt deinen Körper mit Kraft und Energie. Während du gehst, spürst du, wie du stark und fröhlich bist. Du fühlst Vertrauen und Sicherheit und bist voller Kraft. Fast ist es so, als würdest du schon in diesem Moment mit Energie für den morgigen Tag aufgeladen werden. Atme weiter tief ein.

Dein Atem fließt ganz von alleine und schenkt deinem Körper den Sauerstoff, den er braucht. Langsam spürst du, wie du wieder am Regenbogen heruntergehst. Offenbar hast du ihn bereits halb überquert und gehst nun wieder abwärts. Mit jedem Schritt, den du weitergehst, spürst du mehr Ruhe, denn du hast dein Ziel fast erreicht. Da vorne siehst du schon, wie der Regenbogen auf dem Boden aufkommt. Tritt hinunter und sieh dich zu allen Richtungen um.

Doch du kannst weit und breit keinen Schatz entdecken. Buddele ein wenig in der Erde, wo die Farben den Boden berühren. Doch auch dort kannst du keinen Schatz entdecken. Plötzlich merkst du, wie etwas hinter dir ganz stark zu leuchten beginnt. Langsam drehst du dich um und wirst fast geblendet. Du zwinkerst und siehst, dass dich der Regenbogen mit all seinen Farben anleuchtet, als hätte er einen Scheinwerfer auf dich gerichtet. Du bist der Schatz am Ende des Regenbogens. Du bist etwas ganz Besonderes. Ein wohliges Gefühl macht sich in dir breit und du lächelst. Du legst deine Hände auf dein Herz und bedankst dich bei dem Regenbogen, dass er dir das gezeigt hat. Tritt nun langsam mit diesem wohligen Gefühl den Rückweg an und setze dafür den ersten Fuß auf den Regenbogen.

Als du mit deinen Zehenspitzen das Orange berührst, das sich in der Mitte des Farbbogens befindet, durchströmt dich ein Gefühl von Vertrauen und Sicherheit. Du weißt ganz genau, dass der Regenbogen dich halten und du sicher zur anderen Seite gelangen wirst. Setze den zweiten Fuß auf das Orange und spüre, wie sich dieses Gefühl verstärkt. Noch nie zuvor hast du ein solches Vertrauensgefühl gespürt. Speichere das leuchtende Orange und das Gefühl von Vertrauen und Sicherheit gut ab, damit du immer wieder darauf zugreifen kannst, wenn du es brauchst. Als du losgehst, beobachtest du etwas Spannendes.

Denn mit einem Fuß trittst du auf das Gelb und fühlst dich mit einem Mal fröhlich und leicht. Ein Grinsen huscht über dein Gesicht und du spürst, dass alles Belastende einfach von dir heruntergerutscht, als wäre es auf der Regenbogenrutsche bis zum Boden geflutscht. Ob jede Farbe ein ganz eigenes Gefühl mit sich bringt? Das Orange fühlt sich nach Vertrauen und Sicherheit an und das Gelb nach Freude und Leichtigkeit. Wie sieht es mit dem Rot aus?

Tritt einen Schritt weiter nach links, an den Rand des Regenbogens, um es herauszufinden. In dem Moment, in dem deine Füße die Farbe berühren, spürst du eine tiefe Wärme in dir. Sie fühlt sich nach den Menschen an, die dir ganz besonders wichtig sind und die du sehr lieb hast. Gleichzeitig fühlst du dich stark, als könntest du dich allen anderen gegenüber durchsetzen. Eigenartig, dass du auf dem Hinweg eine Mischung aus all diesen Gefühlen gespürt hast. Dir war gar nicht bewusst, dass es die einzelnen Farben waren, die diese Gefühle in dir ausgelöst haben. Das Orange, das dir Vertrauen schenkt, und das Gelb, das dich fröhlich werden lässt. Nun das Rot, das dir die Liebe zeigt und dir die Kraft gibt, dich durchzusetzen.

Während du auf dem Regenbogen in Richtung deines Zuhauses wanderst, probierst du auch die anderen Farben noch aus. Du gehst weiter nach rechts und trittst auf das leuchtende Grün unter dir. In diesem Moment durchströmt Mut deinen Körper und du speicherst diesen Mut für die nächsten Tage in dir ab. Du trägst nun Vertrauen, Fröhlichkeit, Liebe und Mut in dir und kannst jederzeit darauf zurückgreifen, wenn du es brauchst. Probiere als Nächstes, was das Blau mit dir macht. Setze einen Fuß hinauf und spüre, wie Ruhe und Sanftheit dich durchströmen. Es ist ein wunderbares Gefühl und lässt deinen Körper ganz und gar entspannt werden. Spürst du, wie du das Gefühl bekommst, alles mit Ruhe schaffen zu können?

Nichts kann dich aus der Ruhe bringen und das fühlt sich fantastisch an. Schaue nun, was die letzte Farbe für dich bereithält, und gehe zum Lila. Kraft durchströmt deinen ganzen Körper. Du fühlst dich gleichzeitig einsichtig, aber auch voller Kraft und innerer Stärke. Sauge diese Stärke in dir auf. Sie ist nun in dir drinnen und du kannst darauf zurückgreifen, wann immer du es gerne möchtest.

Du bist fast an deinem Ziel angekommen und fühlst dich von all den Farben angereichert. Spüre noch ein letztes Mal die Mischung aus Farben in dir, die zu einem Wärmeball in deinem Bauch verschmelzen. Du bist vollkommen ruhig und trägst die Ruhe des Blaus in dir. Du fühlst dich genauso sanft und das Blau scheint in deinem Inneren. Dein Bauch ist ganz sonnenwarm. Spüre die Stärke, die das Lila dir geschenkt hat, und dein Bauch ist ganz und gar sonnenwarm. Das Grün durchflutet deinen Körper mit Mut und dein Bauch ist vollkommen sonnenwarm. Orange schenkt dir das Vertrauen, das du brauchst, und dein Bauch ist wunderbar sonnenwarm. Gelb füllt dich mit Fröhlichkeit aus und dein Bauch verströmt wunderschöne Sonnenwärme. Und das Rot lässt dich lieben und hilft dir, dich durchzusetzen. Und dein Bauch ist ganz und gar sonnenwarm und gibt diese kuschelige Wärme an den Rest deines Körpers ab. Drehe dich nun ein letztes Mal zum Regenbogen, der sich langsam wieder vor dir aufrichtet. Bedanke dich bei ihm, denn heute hast du etwas ganz Wichtiges gelernt.

Der Schatz, von dem alle immer sprechen, liegt nicht am Ende des Regenbogens. Der Schatz bist du selbst. Verabschiede dich von dem bunten Farbbogen in dem Wissen, dass du all die Farben in deinem Inneren gespeichert hast. Du kannst in den nächsten Tagen auf sie zugreifen, wann immer du sie benötigst. Geh nun ins Bett und kuschele dich ein. Die Nacht hat die Farben zugedeckt. Doch an die Farben, die in deinem Inneren schimmern, kommt sie nicht heran.

Gute Nacht, du kunterbuntes Kind. Schlafe schön und träume von Schätzen, die du in dir trägst, und von Bögen, die in allen Farben für dich leuchten.

… liegt die Kraft

Wenn Sie dieses Kapitel hören, haben Sie es bereits weit geschafft! Sie haben vieles zum Thema Stress und Stressabbau gelernt. Außerdem haben Sie erfahren, inwiefern das autogene Training Ihnen und Ihrem Kind beim Abbau von Stress helfen wird. Vielleicht haben Sie auch bereits die Grundstufen erlernt oder sogar die eine oder andere Traumreise durchgeführt und Ihr Kind ist sanft in den Schlaf geschlummert. Doch ganz egal, wie tief Sie bereits in die Praxis eingestiegen sind: Sie sind auf dem richtigen Weg! Denn Sie setzen sich aktuell mit einem Thema auseinander, welches in einer schnellen, unaufhaltsamen Gesellschaft mehr und mehr an Wichtigkeit gewinnt. Sie werden sich und Ihr Kind nachhaltig stärken, indem Sie in der Lage sein werden, Ruheinseln zu schaffen, wann immer es richtig und wichtig ist. Und genau diese Inseln werden Ihre Kraft und Energie wieder auftanken, damit Sie den Alltag mit Bravour leisten können.

Also:

Ich bin ruhig, ganz ruhig …

Ganz ruhig!